Clemens Knospe

Studienführer
Tieranatomie

Präparier- und Studienanleitung
für Studenten der Tiermedizin

mit 12 Abbildungen

Create Space
ISBN-13 978-14820 38460
ISBN-10 1482038463
© 2013 Prof. Dr. Clemens Knospe
2. verbesserte Auflage 2015

LMU- München
Veterinärstr. 13
80539 München
CKnospe@lmu.de

Bibliografische Informationen der Deutschen Nationalbibliothek verzeichnet diese
Publikation in der Deutschen Nationalbibliothek; detaillierte bibliographische Daten
sind im Internet über http://dnb.d-nb.de abrufbar
verwendete Schriftart: Garamond

Zum Gedenken an

Fritz Preuß und

Bernd Vollmerhaus

Vorwort

Die vorliegende Anleitung soll Lehrbücher und Atlanten nicht ersetzen, sondern möchte den Studierenden eine kompakte Präparier- und Studierhilfe an die Hand geben. Der Stoffumfang und Aufbau richtet sich nach den Kursen der Tieranatomie in München. Deshalb sind ältere Präparieranleitungen, von denen es eine Vielzahl gibt, hier nicht brauchbar; natürlich auch, weil sie überholte Begriffe gebrauchen, während wir die gültige Nomenklatur verwenden. Nur in begründeten Fällen wird die gültige Nomenklatur mit anderen Begriffen ergänzt. Die vorliegende Neuauflage ist korrigiert, ergänzt und um ein Stichwortverzeichnis erweitert.

München 2015

Inhaltsverzeichnis

Abkürzungen

		Lig.	Ligamentum
A.	Arterie	Ln.	Lymphonodus
acc.	accessorius	M	Molar
aff.	afferens	M.	Musculus
ant.	anterior	Mc.	Metacarpus
asc.	ascendens	med.	medialis
bzw.	beziehungsweise	m.	musculi
C	Caninus	Mt.	Metatarsus
C1-8	Halsnerven	N.	Nervus
Can.	Canalis	ni.	nervi
caud.	caudalis	P	Praemolar
Cc1-x	Schwanznerven	palm.	palmaris
Cd	Dorsalast	plant.	plantaris
Cdl	Dorsolateralast	post.	posterior
Cdm	Dorsomedialast	Proc.	Processus
com.	coummnis	prof.	profundus
cran.	cranialis	prop.	proprius
Cv	Ventralast	prox.	proximalis
Cvl	Ventrolateralast	R.	Ramus
Cvm	Ventromedialast	Rec.	Recessus
Dct.	Ductus	Reg.	Regio
d.h.	das heißt	rost.	rostralis
desc.	descendens	s.	sive, seu oder siehe
dex.	dexter	s.o.	siehe oben
dist.	distalis	s.S.	siehe Seite
dors.	dorsalis	s.u.	siehe unten
eff.	efferens	sin.	sinister
event.	eventuell	sog.	sogenannte
ext.	externus	sup.	superioris
F.	Fascia	supf.	superficialis
fib.	fibularis	tib.	tibialis
For.	Foramen	Tr.	Truncus
Ggl.	Ganglion	u.a.	und andere
Gld.	Glandula	u.s.w.	und so weiter
Inc.	Incisura	uln.	ulnaris
incl.	einschließlich	V.	Vena
inf.	inferioris	vent.	ventralis
int.	internus	z.B.	zum Beispiel
lat.	lateralis	z.T.	zum Teil

Allgemeines

Allgemeine Präparieranleitung

1. Demonstrationspräparate sind Vorlagen zum Studieren und zum Nach-ahmen, wenn eigene Frischpräparate hergestellt werden sollen. Diese plasti-nierten Präparate sollten pfleglich behandelt und nicht mit frischen Feucht-präparaten zusammengebracht werden. Das gilt auch für die gereinigten und entfetteten Knochenpräparate für das Knochenstudium.

2. Ist das Präparierprogramm klar und die anatomischen Grundlagen dazu nach Vorlesung und Lehrbuchstudium erarbeitet, beginnt die Präparation im allgemeinen mit dem Abziehen der Haut. Am besten ist das möglichst stumpfe Lösen der Haut von den darunterliegenden Strukturen. Schnitte erfolgen immer gegen die Haut, nicht gegen die Muskulatur oder die Leitungsstrukturen.

3. Zur Fixierung und Entfernung der Haut benutzt man Haken und Ha-kenpinzetten, die nie für Leitungsstrukturen verwendet werden, um Beschä-digungen zu vermeiden. Für Leitungsstrukturen werden anatomische (flache) Pinzetten oder Splitterpinzetten (für feinere Strukturen) und eine feine, eventuell spitze Klinge verwendet. Für alle übrigen Präparationen wird eine große oder mittelgroße, gebällte Klinge gewählt. Für Hohlorgane und Gefäße und ihre Unterscheidung zu Nerven benutzt man eine Sonde. Vorsichtiges stumpfes Vorgehen mit den Fingern oder dem Messerrücken ist immer besser als grobes Schneiden. Organwände, Muskelplatten und Faszien durchschneidet man mit einer spitzstumpfen Schere. Der Knochenschaber am Skalpellende ist gut zum Lösen grobflächiger Muskelansätze.

4. Leitungsstrukturen sind zu schonen und so weit wie möglich, ohne Zer-störung anderer Strukturen, proximal und distal vom Bindegewebe und Fett zu befreien, damit man sie später zuordnen kann und nicht versehendlich zerschneidet.

Venen sind dünnwandig und je nach Kaliber rotbraun bis blauschwarz gefärbt. Austretendes Blut kann die Umgebung verfärben, deshalb ist ihre Verletzung zu vermeiden, oder man muß sie abbinden.

Arterien haben eine dickere Wand und sind elastischer.

Mit den Blutgefäßen laufen meist auch die Nerven, die weiß, manchmal auch rötlich verfärbt oder schwarz pigmentiert sind. Nerven sind unelastisch, aber im Gegensatz zu Bindegewebsfasern und Fett relativ zugfest und durch das Perineurium begrenzt.

Lymphgefäße sind sehr zart, glasig, oft gelblich gefüllt und enthalten Klappen, die als Auftreibungen perlschnurartig im Verlauf auffallen.

Muskeln werden immer vom Ursprung (Origo) bis zum Ansatz (Insertio) zunächst stumpf mit den Fingern isoliert und dann von der bedeckenden Faszie befreit, damit Abgrenzung und Faserverlauf sichtbar werden. Erst Ursprung, Verlauf und Ansatz machen seine Funktion ablesbar und damit seine Bestimmung nach den Lehrbuchangaben möglich. Sollen übereinanderliegende Muskeln durchschnitten werden, muß das auf verschiedener Höhe passieren, dann klappt man die Stümpfe zum Ursprung und zum Ansatz hin. Das erleichtert die Rekonstruktion der Ausgangslage.

5. Fettgewebe wird mit dem Messer weggeschabt oder mit der Pinzette abgezupft.

Allgemeines zur Anatomie

Die Anatomie, als Zergliederungskunst entstanden, hat sich von der rein deskriptiven Anatomie zur systematischen Anatomie als Teilgebiet der Morphologie und als ein naturwissenschaftlicher Grundpfeiler der Heilkunde entwickelt. Das spiegelt sich auch in der Gliederung des Körpers in Körperabschnitte bzw. -teile (Partes), Körpergegenden (Regiones) einerseits und Organgruppen mit spezieller Aufgabe (Apparatus) oder übergeordneter

9

Funktion (Systema) anderseits.

Körperabschnitte:
–**Kopf** (Caput)
–**Rumpf** (Truncus) mit Hals (Collum), Rücken (Dorsum), Brust (Pectus), Bauch
   (Abdomen), Becken (Pelvis) und Schwanz (Cauda)
–**Gliedmaßen** (Membra)

Zur genaueren Beschreibung dienen verschiedene Größen-, Orts-, und Richtungsbezeichnungen wie: rückenwärts (dorsal), bauchwärts (ventral), kopfwärts (cranial), schwanzwärts (caudal), rüsselwärts (rostral), nasenwärts (nasal), schläfenwärts (temporal), rumpfnah (proximal), rumpffern (distal), hohlhandseitig (palmar), fußsohlenseitig (plantar), mittig (median), zur Mitte (medial), mittlere (medius), neben der Mitte (paramedian), seitlich der Mitte (sagittal), quer (transversal), eben (horizontal), tief (profundus), oberflächlich (superficial), innen (internus), außen (externus), längs (longitudinal), rechts (dexter), links (sinister), groß (magnus), klein (minus), lang (longus), kurz (brevis), obere (superior), untere (inferior), vordere (anterior), hintere (posterior).

Organapparate und -systeme:
Integument
Bewegungsapparat
Verdauungsapparat
Atmungsapparat
Harn-und Geschlechtsapparat
Sinnesorgane
Endokrine Organe
Kreislauf- und Lymphsystem
Nervensystem

Später stand immer stärker die Erforschung der Zusammenhänge von Form, Gefüge und Funktion und ihrer Bildung im Vordergrund, so daß sich neue Teilgebiete, wie die Physiologie, die Histologie, Embryologie, die funktionelle Anatomie und die klinisch-angewandte Anatomie entwickelt haben. Neben der noch gültigen Gliederung in Teile und Regionen kann man den Körper auch funktionell in zwei Großsysteme gliedern: das oikotrope Umweltsystem und das idiotrope Innensystem. Das erstere besteht aus dem Bewegungsapparat, der Haut und dem zerebrospinalen Nervensystem mit allen nach außen gerichteten Sinnen und dient der Auseinandersetzung mit der Umwelt, das zweite System besteht aus den übrigen Organsystemen mit dem vegetativen Nervensystem und dient dem Eigenerhalt. Da auch diese Einteilung künstlich ist, gibt es natürlich Überschneidungen.

Die Präparation der Gliedmaßen

Der Bewegungsapparat

Der Bewegungsapparat umfaßt alle Strukturen und Organe, die dem Körper Formstabilität und Bewegung ermöglichen. Im im engeren Sinne sind das der passive Bewegungsapparat mit Knochen, Bändern, Gelenken und der aktive Bewegungsapparat mit Muskeln, Faszien, Sehnen, Sehnenscheiden. Im weiteren Sinn gehören auch die Versorgungsgefäße und die entsprechenden Nerven dazu.

Das Skelett

Das Skelett besteht aus dem Schädel mit Unterkiefer und Zungenbein, dem Brustkorb mit Brustbein, Rippenknorpeln und Rippen, der Wirbelsäule aus Hals-, Brust-, Lenden-, zum Kreuzbein verwachsenen Kreuzwirbeln, den Schwanzwirbeln und dem Gliedmaßenskelett, das vorn und hinten jeweils in Gliedmaßengürtel (Zonopodium), Gliedmaßensäule (Stylopodium und Zeugopodium) und Gliedmaßenspitze (Autopodium mit Basi- Meta- und Akropodium) gegliedert ist. Vom Skelett getrennt, aber dennoch knöchern, sind Organknochen wie Herz- und Penisknochen. Sekundär können auch Kehlkopfknorpel, Trachealringe, Rippen- und Brustbeinknorpel verknöchern.

Die Gliedmaßenabschnitte sind abhängig von der spezifischen Fußung und Funktion tierartlich unterschiedlich modifiziert. Es hat in der Phylogenese eine Drehung, Aufrichtung und Reduktion der Gliedmaßen beim Säuger gegeben, mit entsprechenden Folgeänderung des Zehenendorgans und der passiven Stehvorrichtung. Reptilien haben ein horizontales Stylopodium mit seitenparallelem Zeugopodium; der plantigrade Primatenfuß ist dagegen vorwärtsgedreht, mit mehr oder weniger starker Überkreuzung der zeugopodialen Knochen; das gilt auch für den digitigraden Hundefuß. Aufrichtung, Drehung und Reduzierung steigert sich beim unguligraden artiodactylen Schwein und Wiederkäuer und wird extrem beim unguligraden perissodactylen Pferdefuß. Während der Primat wie der plantigrade Bär eine weiche Fußsohle mit Ballen hat, ist beim digitgraden Fuß des Fleischfressers nur noch der Zehenbereich gut mit Ballen gepolstert. Bei den Zehenspitzengängern muß ein spezielles Zehenendorgan wie Klauen und Hufe den Fußungsdruck abfangen.

Großtiere mit großem Bodenabstand entwickeln zusätzlich für die mehr oder weniger stark verlängerten Standphasen eine passive Stehvorrichtung für ein langes, ermüdungsfreies Stehen. Diese passive Stehvorrichtung wird durch durch Elemente des passiven Bewegungsapparats wie Bänder und Sehnen gebildet, die die Gelenke stabilisieren und miteinander synchronisieren, damit bei einer einmal aktiv fixierten Gliedmaße das lange Stehen mit minimaler Muskelarbeit erreicht wird.

Vorn ist die Gliedmaße mehr säulenartig gebaut, die einzigen Winkelungen liegen im Schulter- und im Fesselgelenk. Die Schulter wird durch Biceps, Lacertus fibrosus, Tensor fasciae antebrachii und Triceps, die Fessel durch den Fesselträger mit Interosseus und Sesambeinbändern fixiert. Die Beckengliedmaße zeigt eine größere Winkelung für den Vorwärtsschub. Hüfte, Knie, Tarsus und Fessel sind gewinkelt. Dennoch kann die Gliedmaße beim Pferd fixiert werden, da das Kniegelenk mit dem Sprunggelenk durch Tendo femorotarseus und oberflächlicher Beugesehne in einer sogenannten Spannsägenkonstruktion synchronisiert sind und das

12

Knie durch aktives Einhängen der Patellarschlaufe über das Tuberculum trochleae in Streckstellung fixiert werden kann, während der Fesselträger auch hier das Durchtreten in der Fessel verhindert.

Das Vordergliedmaßenskelett

Das Schulterblatt, Scapula

Die Scapula ist ein platter Knochen, rahmenartig konstruiert, mit einem Vorder-, Hinter- und Rückenrand (Margo cranialis, -caudalis, -dorsalis) und den entsprechenden Winkeln (Angulus cranialis, -caudalis, - ventralis). Am Dorsalrand setzt der Schulterblattknorpel (Cartilago scapulae) an und am distalen Gelenkwinkel findet sich die Gelenkpfanne (Cavitas glenoidalis) für das Schultergelenk. Der Vorderrand ist vom Gelenkwinkel durch Incisura scapulae und das Tuberculum supraglenoidale abgesetzt. Dieses trägt nach medial den Processus coracoideus als Rest des Rabelschnabelbeins. Auch der Hinterrand ist durch den Schulterblatthals (Collum) und beim Flfr. durch das Tuberculum infraglenoidale abgesetzt. Die Seitenfläche (Facies lateralis) wird durch die Schulterblattgräte (Spina scapulae) in die vordere Fossa supraspinata und die hintere Fossa infraspinata geteilt. Die vorderen Grätengruben sind bei Wdk. und Pfd. kleiner. Die Gräte ist außer beim Hund in der Mitte zur Grätenbeule (Tuber spinae scapulae) verdickt und fällt am Ende außer beim Pfd. und Sw. steil zum Gräteneck (Acromion) ab. Beim Hund ist das Gräteneck zum Processus hamatus verdickt und bei der Katze nach kaudal zum Processus suprahamatus ausgezogen. Die medial liegende Rippenfläche (Facies costalis) besitzt zum Muskelansatz dorsal die Facies serrata und unterhalb die Fossa subscapularis.

Studiere die Knochen der Vordergliedmaße mit den Muskelansätzen und die Gelenke mit den Bandansätzen an den ausgelegten Trocken-präparaten und Plastinaten.

Das Schultergelenk, Articulatio humeri

Die Gelenkflächen des Buggelenks, Caput ossis humeri und Cavitas glenoidalis scapulae, sind kongruent und bilden zusammen ein typisches Kugelgelenk, Articulatio sphaeroidea. Die Kapsel kann bandartige Verstärkungen aufweisen, die als Ligg. glenohumeralia bezeichnet werden. Eigentliche Bänder fehlen, da die Sehnen verschiedener Muskel diese Funktion übernehmen und damit auch die Beweglichkeit einschränken: Vorn die Ursprungssehne des M. biceps, seitlich die Sehne des M. infraspinatus und medial die Sehne des M. subscapularis (kontraktile Spannbänder). Die Bizepssehne ist beim Fleischfresser, Schwein und kleinen Wiederkäuer von einer Kapselsehnenscheide umgeben, bei Rind und Pferd von der Bursa intertubercularis unterlagert.

Oberarmbein, Humerus

Der Humerus gehört zu den langen Knochen, ist ein typischer Röhrenknochen mit Körper, Kopf am oberen Ende und dem Kondylus am unteren Ende. Ein Hals (Collum) setzt den Kopf tierartlich unterschiedlich stark gegen den Körper distal, das Tuberculum majus kraniolateral mit einer Pars caudalis und cranialis und das Tuberculum minus kraniomedial ab. Zwischen den Fortsätzen verläuft der Sulcus intertubercularis, der nur beim Pferd durch ein Tuberculum intermedium geteilt ist. Der große Fortsatz ist nur bei der Katze ungeteilt, der Kleine nur bei Pfd. und Rd. gegliedert. Unter dem Tuberculum majus zieht die Crista tuberculi majoris mit der Tuberositas deltoidea und der Crista humeri nach distal. Proximal von dieser wird beim Rd. und Pfd. auch noch die Linea musculi tricipitis und die Tuberositas teres minor deutlich. Unter dem Tuberculum minus läuft die Crista tuberculi minoris mit der Tuberositas teres major nach unten. Von kaudolateral nach kranial windet sich der Sulcus musculi brachialis über den Schaft, vorn von der Crista humeri, und kaudodistal von der Crista supracondylaris lateralis begrenzt. Die Streck- und Beugeknorren (Epicondyli) mit Bandgruben und Bandhöckern umfassen die distale Gelenkwalze,

Condylus humeri mit der vorderen Fossa radialis und hinteren Fossa olecrani, die beim Hund durch das Foramen supratrochleare und bei der Katze durch das Foramen supracondylare verbunden sind.

Das Ellbogengelenk, Articulatio cubiti

Das Ellbogengelenk besteht aus der Art. humeroradialis zwischen den Humeruskondylen und der Fovea capitis des Radius und der Art. humero-ulnaris (Flfr.), die bei Großtieren allerdings nur die kaudale Führung des Gelenks darstellt. Durch Kämme ist das Gelenk ein Scharniergelenk. Die Seitenbänder, Ligg. collaterale cubiti mediale und laterale, sind exzentrisch angeordnet und lassen das Gelenk schnappen. Beim Pferd ist das laterale Seitenband nur einschenklig. Das mediale Seitenband besitzt durch den mehr oder weniger reduzierten M. pronator teres ebenfalls einen zweiten Schenkel (vorderer). Beim Hund kommt in der Fossa olecrani medial noch das elastische Lig. olecrani vor. Mit dem Gelenk verbunden ist auch das proximale Radioulnargelenk, Articulatio radioulnaris proximalis, zwischen der Circumferentia articularis radii und der Inc. radialis ulnae. Nur beim Fleischfresser ist es beweglich, sonst ist es wie das distale Radioulnargelenk des Schweines ein straffes Gelenk. Zwischen Radius und Ulna kommt bei allen Haussäuger mehr oder weniger reduziert die Membrana interossea antebrachii vor, und beim Fleischfresser sind auch Bänder für die Radio-ulnargelenke vorhanden.

Die Unterarmknochen

Die Unterarmknochen sind Elle (Ulna) und Speiche (Radius). Während beim Wiederkäuer und Pferd die Elle stark reduziert, kaudolateral an den Radius gebunden ist, kreuzt beim Schwein und Fleischfresser die vollständig ausgebildete Ulna den Radius und ist proximal und distal gelenkig mit ihm verbunden.

15

Radius und Ulna

Der röhrenförmige Radius besitzt proximal seinen Kopf, Caput radii, mit der Fovea capitis, die zwei Gelenkflächen für die Humeruskondylen besitzt. Der Kopf ist außer an der Vorderseite wo die Radiusbeule, Tuberositas radii, sitzt durch ein Collum radii abgesetzt. Nach kaudal überzieht die Gelenkfläche für die Ulna, Circumferentia articularis, den Kopf. Am Körper, Corpus radii, liegt der Facies cranialis die Facies caudalis (interossea) zur Ulna gerichtet, gegenüber; rechts und links der Margo lateralis und medialis. Die Extremitas distalis besitzt die Speichenwalze, Trochlea radii, mit der Facies articularis carpea. Kranial liegen Sehnenrinnen, hinten die Crista transversa und seitlich der Processus styloideus radii. Beim Pferd liegt innen der Processus styloideus medialis, außen der Processus styloideus lateralis, da distal die Ulna fehlt. Beim Wdk. ist die Ulna distal verwachsen, während bei Schwein und Fleischfresser zur Gelenkung mit der Ulna die Incisura ulnaris radii ausgebildet ist.

Der Ulnakopf ist zum Olecranon verdickt, nach hinten mit dem Tuber olecrani nach vorn mit dem Processus anconaeus ausgestattet. Mit den Kronenfortsätzen, Processus coronoidei, umfaßt die Ulna den Radius, mit dem sie über die Incisura radialis ulnae artikuliert. Bei Pferd und Wiederkäuern ist der Schaft stark reduziert und mit dem Radius verwachsen, bei Schwein und Fleischfressern ist er dreikantig mit dem Margo interosseus zum Spatium interosseum, das beim Wdk. eine proximale und eine distale Öffnung hat. Außer beim Pferd ragt lateral der Processus styloideus ulnae vor, und nur bei Schwein und Fleischfressern artikuliert die Ulna distal über die Circumferentia articularis ulnae mit dem Radius.

Die Vorderfußknochen

Am Autopodium haben die Knochen proximal eine Basis, distal den Kopf, vorn ihre Dorsalfläche und hinten ihre Palmarfläche. Der erste Strahl liegt jeweils medial. Beim Fleischfresser ist der 1. Strahl auf zwei Phalangen reduziert, beim Schwein sind der 2. und 5. Strahl zu den Afterklauen verkürzt, beim Wdk. sind diese Afterklauen auch reduziert, ohne Kontakt zur Fußwurzel und beim Pferd ist nur der 3. Strahl vollständig ausgebildet, der 2. und 4. Strahl sind nur noch in den reduzierten Mittelfußknochen, den Griffelbeinen, erkennbar. Bei den vollständig ausgebildeten Strahlen schließen sich an die Fußwurzelknochen jeweils ein Mittelfußknochen und je eine proximale, mittlere und distale Phalanx an. Auch die Fußwurzel ist tierartlich unterschiedlich reduziert: beim Schwein liegen wie beim Menschen noch 8 Karpalknochen vor. Antebrachial Os carpi radiale, Os carpi intermedium, Os carpi ulnare und lateral Os carpi accessorium, das eigentlich ein angelagertes Sesambein ist. Metakarpal kommen ebenfalls vier Knochen beim Schwein vor: Os carpale I, Os carpale II, Os carpale III und Os carpale IV. Bei Fleischfresser kommen nur 7 Fußwurzelknochen vor, da das Os carpi radiale und intermedium zum Os carpi intermedioradiale verschmelzen. Beim Pferd sind es meist auch nur 7, durch das fehlende Os carpale primum. Beim Wiederkäuer liegen sogar nur 6 Knochen vor, da CI fehlt und CII mit CIII verschmolzen ist, allerdings kann ein kleines Rudiment vom McV vorkommen.

Die Vordermittelfußknochen artikulieren mit den Gelenkflächen an ihrer Basis mit den Fußwurzelknochen und untereinander. Seitlich liegt außerdem ein Bandhöcker. Der Körper ist gestreckt und geht distal zum Kopf über, an dem eine Gelenkwalze, Trochlea, für das erste Zehenglied sitzt. Beim Wdk. sind MCIII+IV miteinander zu Röhrbein verschmolzen und entsprechend mit zwei Walzen ausgestattet; beim Pferd sind MCIII das Röhrbein und MCII+IV die Griffelbeine, verkürzte, nicht tragende Mittelfußknochen, die mit einem Köpfchen enden. Die Zehenglieder sind zylindrisch, die Basis proximal mit der Fovea articularis, distal der Kopf mit einer Gelenkwalze, Bandgruben und Bandhöcker. Die distalen Phalangen sind in artspezifischer Form als Krallen-, Klauen- oder Hufbein ausgebildet. Die proximale Phalanx wird bei den Großtieren auch Fesselbein genannt und trägt deutliche Bandleisten. An ihrem Kopf sitzen hinten zwei Sesambeine, Ossa sesamoidea proximalia, die Gleichbeine. Die mittlere Phalanx wird dort auch Kronbein genannt, ebenfalls mit Bandleisten und außerdem Sehnenansätzen ausgestattet, sitzt an ihrem Kopf das Os sesamoideum distale, das Strahlbein.

Vergleiche die Fußwurzel- und Zehenknochen der verschiedenen Haussäuger. Das Vorderfußwurzelgelenk und dem dazugehörigen Bandapparat studieren wir bei der topographischen Präparation am Rinderfuß. Beachte dazu auch die Videoanleitung im Präpariersaal!

Die topographische Präparation

Während die Knochen und Gelenke der Beschreibung entsprechend an Knochenpräparaten und Plastinaten studiert werden, wird die Präparation der Gefäße, Nerven und Muskeln bis in den Karpalbereich topographisch an frischen Präparaten verschiedener Tierarten (meist an Hundebeinen) gemäß der folgenden Anleitung durchgeführt. Normalerweise gehen wir dabei regional vor. Abweichungen von dieser allgemeinen Anleitung werden, abhängig von dem vorliegenden Kursmaterial, bei den jeweiligen Kursdemonstration angesagt und vorgeführt. Der Mittelfuß- und Zehenbereich wird an frischen Rinderfüßen für die Vordergliedmaße und an Pferdefüßen für die Hintergliedmaße präpariert.

Extremitätenregionen: Regiones membri thoracici: Regio supraspinata, -infraspinata, -articulationis humeri,-axillaris mit der Fossa axillaris, -brachii, -cubiti, -tricipitalis, -olecrani, -antebrachii, -carpi, -metacarpi, -metacarpophalangea, -phalangea bzw. -compedis, -coronalis, -ungularis mit Spatia interdigitalia; **Regiones membri pelvini**: Regio sacralis, -tuberis coxae, -glutea, -clunis, -tuberis ischiadici, -radicis caudae, -caudalis, -articulationis coxae, -trochanterica, -analis, -perinealis, -urogenitalis, - scrotalis, -supramammaria, -uberis (Wdk.), -femoris, -genus, -patellaris, -genus lateralis et medialis, -poplitea, -cruris, -tendinis calcanei communis, -tarsi calcanea, -metatarsi, -metatarsophalangea.

Die Muskeln der Vordergliedmaße

Während besonders bei der Katze die Vordergliedmaße vielfältige Aufgaben wie Kampf, Beutefang, Festhalten und Klettern ermöglicht, steht bei den Großtieren die Stütz- und Lauffunktion im Vordergrund. Das findet natürlich seinen Ausdruck im Bau der Schultergürtelmuskulatur wie im Bau der Eigenmuskulatur der Schultergliedmaße. Erstere verbindet den Rumpf mit der Gliedmaße und ist deshalb in komplizierter Art in die Rumpffasie eingebunden, letztere ermöglicht die eigentlichen Bewegungen und hat einen strumpfartigen Faszienüberzug, regional benannt in die Fascia axillaris, -brachii, -antebrachii, -dorsalis manus, -palmaris und –digiti mit ihren Sonderbildungen. Im oberflächlichen Blatt der Rumpffaszie ist regional und tierartlich unterschiedlich Hautmuskulatur eingelagert.

Die Schultergürtelmuskulatur

Sie stellt zusammen mit der Fascia thoracolumbalis bzw. -spinocostotransversalis die eigentliche Rumpf-Gliedmaßenverbindung in Form einer Synsarkose dar. Die Faszien sind mehrblättrig mit der Wirbelsäule, den Rippen und dem Schulterblatt verbunden und dienen dabei teilweise auch den Rumpf- und Schultergürtelmuskeln Ansatz oder Ursprung. Bei unserer Gliedmaßenpräparation liegen mehr oder weniger nur noch Stümpfe der notwendigerweise durchschnittenen Faszien und Schultergürtelmuskeln vor, deshalb können die Schultergürtelmuskeln nur ansatzweise präpariert werden.

1. Zunächst wird die Gliedmaße vorsichtig bis zum Karpus enthäutet. Lateral werden die subkutane V. cephalica dargestellt, die Hautmuskulatur und Faszien entfernt und die Stümpfe der Schultergürtelmuskulatur freipräpariert und gekürzt.

2. Vergleiche die Schultergürtelmuskulatur anhand der ausgelegten Präparate verschiedener Tierarten. Dann entferne medial die Reste der Brustmuskulatur, das Fett und Bindegewebe unter Schonung der

Blutgefäße, der axillären Lymphknoten und der Plexusnerven.

3. Nun werden die Gefäße, Nerven und die Muskeln in ihrer Topographie dargestellt. Verschaffe Dir dazu anhand der Lehrbücher, Atlanten und der folgenden Angaben eine Übersicht über die Nerven des Plexus brachialis, die Eigenmuskulatur der Schultergliedmaße und die Gefäße der Gliedmaße.

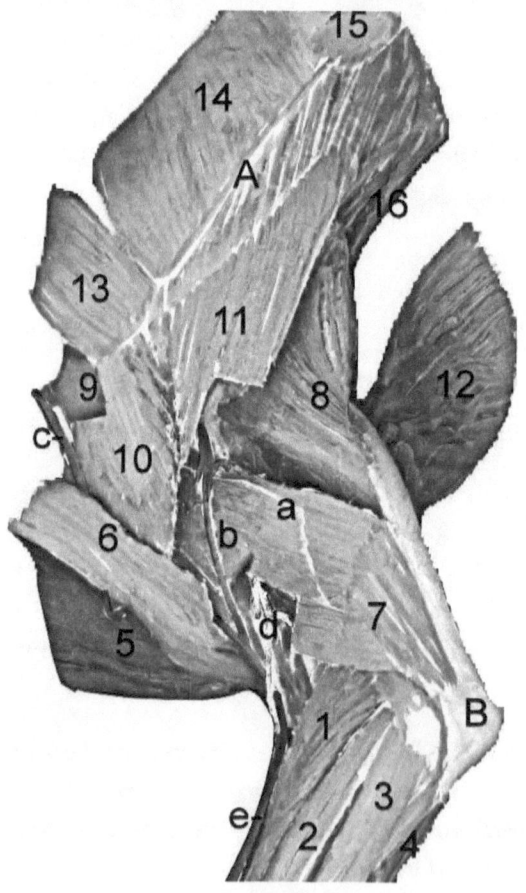

Präparation von Schulter und Oberarm beim Hund, von lateral: A Spina scapulae, B Olekranon; a N. axillaris, b V. circumflexa humeri caudalis, c/e V. cephalica, d N. radialis; 1 M. brachioradialis, 2 M. extensor carpi radialis, 3 Mm. extensor digitorum lateralis et extensor carpi ulnaris, 4 M. flexor carpi ulnaris (Caput ulnare et Caput humerale), 5 M. pectoralis descendens, 6 M. cleidobrachialis, 7 Caput laterale -, 8 Caput longum m. tricipitis, 9 M. supraspinatus, 10 Pars acromialis -, 11 Pars scapularis m. deltoidei, 12 M. latissimus dorsi, 13 M. omotransversarius, 14 Pars cervicalis -, 15 Pars thoracica m. trapezii, 16 M. teres major.

Schultergelenksmuskeln: *Funktion* Innervation

M. supraspinatus: *Fixator und Strecker* N. suprascapularis

M. infraspinatus: *lat. Spannband, Abd., Sup.,* N. suprascapularis

M. deltoideus: *Beuger, Abduktor (F/fr.)* N. axillaris

M. teres minor: *Beuger* N. axillaris

M. teres major: *Beuger, Adduktor* N. axillaris

M. subscapularis: *med. Spannband, Beuger/Strecker* Nn. subscapulares

M.coracobrachialis: *Adduktor, Supinator* N. musculocutaneus

Ellbogengelenksmuskeln

M. brachialis: *Beuger (Hub)* N. musculocutaneus

M. biceps brachii: *Beuger (Kraft), Fixator* N. musculocutaneus

M. triceps brachii: *Strecker, Beuger* N. radialis

M. anconaeus: *Strecker* N. radialis

M. tensor fasciae antebrachii: *Fascienspanner* N. radialis

Aufzweigung der A. axillaris beim Hund:

A. axillaris
  A. cirumflexa humeri cranialis
  A. antebrachialis supf. cranialis
A. brachialis
  A. interossea communis
  A. ulnaris
  A. interossea caudalis
A. mediana
  A. radialis

Aufzweigung der V. axillaris beim Hund:

V. axillaris
  V. cirumflexa humeri cranialis
  V. brachialis supf.
    V. mediana cubiti >V. cephalica
      V. cephalica accessoria
V. brachialis
  V. interossea communis

V. ulnaris
V. interossea caudalis
V. mediana
V. radialis

Der Plexus brachialis beim Hund:
(aus den Ventralästen von C6-8 und Th1-2)
N. suprascapularis-Mm. supra/infraspinatus
N. musculocutaneus-Mm.coraobrachialis/biceps/brachialis-
R. cutaneus antebrachii medialis
N. axillaris-Schulterbeuger-
R. cutaneus antebrachii cranialis
Nn. subscapulares-M.subscapularis
Nn. pectorales craniales/caudales-M. pectorales
N. thoracicus longus-M. serratus ventralis
N. thoracodorsalis-M. latissimus dorsi
N. thoracicus lateralis-M. cutaneus trunci-
N. intercostobrachialis (Schulter/Oberarm)
N. radialis-Strecker-
N. cutaneus antebrachii lateralis
N. medianus-Karpal/Zehenbeuger-Zehennerven
N. ulnaris- Karpal/Zehenbeuger-
N. cutaneus antebrachii caudalis

4. Proximal liegt um die A. axillaris die Ansa axillaris, lateral mit dem N. musculocutaneus und medial mit dem N. medianus. Reste der Nn. pectorales craniales et caudales finden sich an den Stümpfen der Brustmuskeln. Mit dem N. thoracodorsalis verläuft die gleichnamige Arterie medial zum M. latissimus dorsi. Die Nn. thoracici und begleitende Arterien sind beim Absetzten der Gliedmaße meist verlorengegangen. Die Nn. subscapulares verzweigen sich in den M. subscapularis, der N. suprascapularis tritt zwischen dem M. subscapularis und dem M. supraspinatus nach lateral vor das Collum scapulae. Der N. musculocutaneus tritt mit der A. circumflexa humeri cranialis nach vorn und versorgt die Mm. biceps, coracobrachialis und brachialis (und die Haut medial am Unterarm). Er wird distal durch die A. transversa cubiti begleitet, ein Ast der A. brachialis, die zum N. ulnaris die A. collateralis ulnaris und zum Bizeps die A. bicipitalis abgibt. Über den Bizeps zieht als Faszien-

verstärkung der Lacertus fibrosus zum M. extensor carpi radialis. Stelle an der Ursprungssehne des Bizeps die Kapselsehnenscheide bzw. die Bursa intertubercularis dar. Der N. medianus ist eng mit dem N. musculocutaneus verbunden und zieht medial vom Ellbogen mit der A. mediana nach distal.

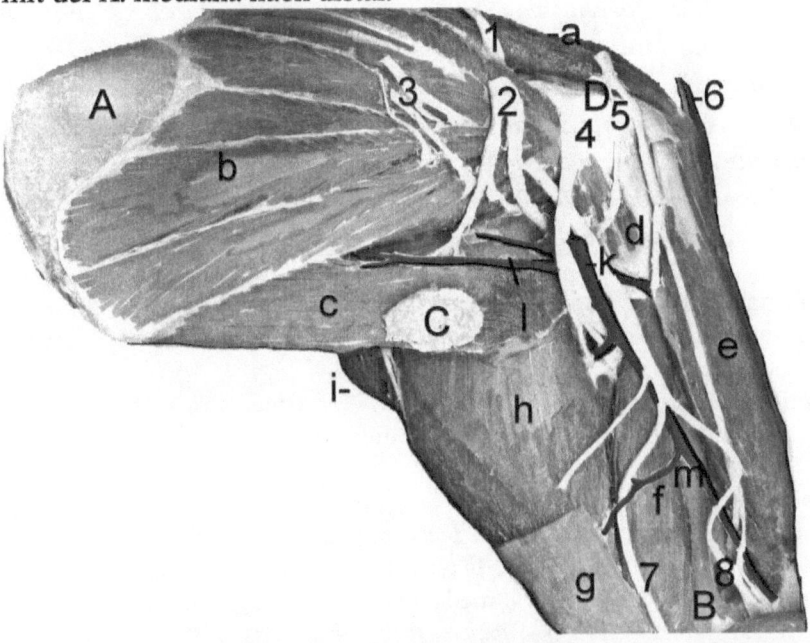

Schulter und Oberarm beim Hund von medial: A Scapula, B Humerus, C Ln. axillaris proprius, D Schultergelenk; a M. supraspinatus, b M. subscapularis, c M. teres major, d M. coracobrachialis, e M. biceps brachii, f Caput mediale m.tricipitis, g M. tensor fasciae antebrachii, h Caput longum m. tricipitis, i Caput laterale m. tricipitis, k A./V. axillaris, l A./V. subscapularis, m A./V. brachialis; 1 N. suprascapularis, 2 N. axillaris, 3 Nn. subscapulares, 4 N. radialis, 5 N. musculocutaneus, 6 V. cephalica, 7 N. ulnaris, 8 N. medianus.

Der N. axillaris tritt hinter dem M. subscapularis und vor dem M. teres major mit der A. subscapularis ebenfalls nach lateral, um die Schultergelenksbeuger wie die Mm. teres, deltoideus zu versorgen (und die Haut kranial am Unterarm) und tritt zwischen den Trizepsköpfen wieder an die Oberfläche. Der N. radialis tritt mit der A.

circumflexa humeri caudalis und der A. profunda brachii zwischen die Köpfe des Trizeps, wird dann von der A. collateralis radialis begleitet und versorgt die Ellbogen-, Karpal- und Zehenstrecker (und die Haut lateral am Unterarm). Er tritt unter dem Caput laterale des Trizeps zur Beugeseite des Ellbogengelenks hindurch. Eventuell wird das Caput laterale zur Radialisdarstellung zerschnitten. Der N. ulnaris, der die Karpal- und Zehenbeuger versorgt (und die Haut kaudal am Unterarm) zieht kaudomedial über den Ellbogen zur Ulnarisrinne zwischen dem M. extensor und dem M. flexor carpi ulnaris. Beachte, dass die Karpal- und Zehengelenksmuskulatur eine tierartlich unterschiedliche Topographie besitzt!

Radioulnarmuskeln *Funktion* Innervation
M. brachioradialis (Flfr.): *Supinator* N. radialis
M. supinator (Flfr., Sw.): *Supinator* N. radialis
M. pronator teres: *Pronator, med. Seitenb. (Pfd)* N. medianus
M. pronator quadratus (Flfr.): *Pronator* N. medianus

Karpalgelenksmuskeln
M. extensor carpi radialis: *Strecker, Fixator* N. radialis
M. extensor carpi ulnaris: *Beuger, Abdukt. (Flfr.)* N. radialis
M. flexor carpi radialis: *Beuger* N. medianus
M. flexor carpi ulnaris: *Beuger, Supinator (Flfr.)* N. ulnaris

lange gemeinsame Zehengelenkmuskeln
M. extensor digitorum communis: *Strecker* N. radialis
M. extensor digitorum lateralis: *Strecker* N. radialis
M. abductor pollicis longus: *Strecker, Abdukt.* N. radialis
M. flexor digitorum supficialis: *Beuger* N. uln./medianus
M. flexor digitorum profundus: *Beuger* N. uln./medianus

gemeinsame kurze Zehengelenksmuskeln
Mm. interossi: *Beuger, Fesselträger* N. medianus

24

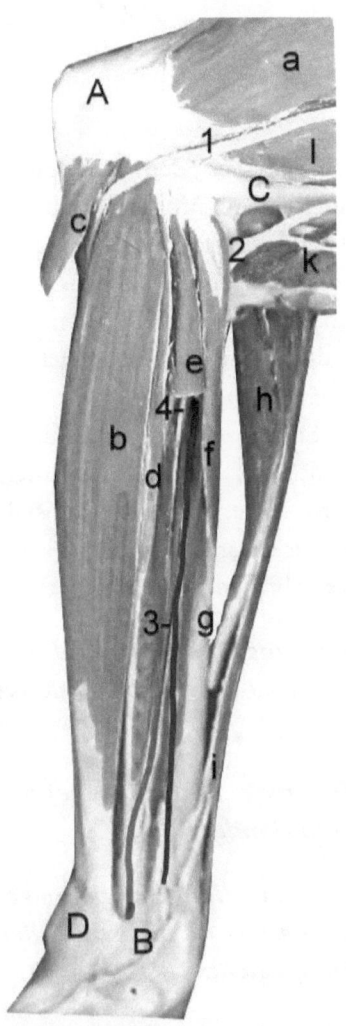

Ellbogen und Carpus beim Hund von medial: A Olekranon, B Karpus, C Humerus, D Retinaculum flexorum; a Caput longum m. tricipitis, b M. flexor digitorum supf., c Caput ulnare m. flexor carpi ulnaris, d M. flexor digitorum prof., e M. flexor carpi radialis, f M. pronator teres, g M. extensor digitorum communis, h M. extensor carpi radialis, i M. brachioradialis, k M. brachialis, l Caput mediale m. tricipitis; 1 N. ulnaris, 2/4 N. medianus, 3 A./V. mediana.

Der Rinderfuß

Vorderfußwurzelgelenk, Articulatio carpi

Das zusammengesetzte Fußwurzelgelenk besteht aus dem Unterarm-Vorderfußwurzel-, dem Vorderfußwurzelmittel-, dem Vorderfußwurzel-mittelfußgelenken und den Vorderfußwurzelzwischengelenken. Meist sind es straffe Gelenke; die Beweglichkeit wird vor allem durch die proximale Articulatio antebrachiocarpea, beim Rind ein Schraubengelenk (also ein Wechselgelenk), und durch die Articulatio mediocarpea, ein Walzengelenk, erreicht. Die Gelenke werden durch zahlreiche Bänder stabilisiert und außerdem durch überlaufende Sehnen und ihre Sehnenscheiden und Bursen kompliziert. Neben Seitenbändern, kommen dorsale, palmare und inter-ossäre Fußwurzel- und Mittelfußbänder und proximale, mittlere und distale Bänder des Os carpi accessoriums vor und die Sesambeinbänder (siehe Schema zum Fesselträger beim Rind und die verschiedenen Lehrbücher).

1. Enthäute die Rinderfüße (Afterklauen umschneiden) und be-stimme die noch vorhandenen Teile des Karpal- und Tarsalgelenks im Vergleich zu den ausgelegten Plastinaten.

2. Entferne die Zehenfaszie und stelle die Streck- und Beugesehnen und die umschnittenen Afterklauen mit ihren Bändern dar.

3. Dann wird auf der Palmar/Plantarseite das Beugesehnenpaket freipräpariert, abgeklappt und der M. interosseus medius mit allen Teilen und die übrigen Sesambeinbänder dargestellt.

4. Stelle, soweit möglich, die Zehengelenke mit ihren Bändern und die interdigitalen Bänder dar.

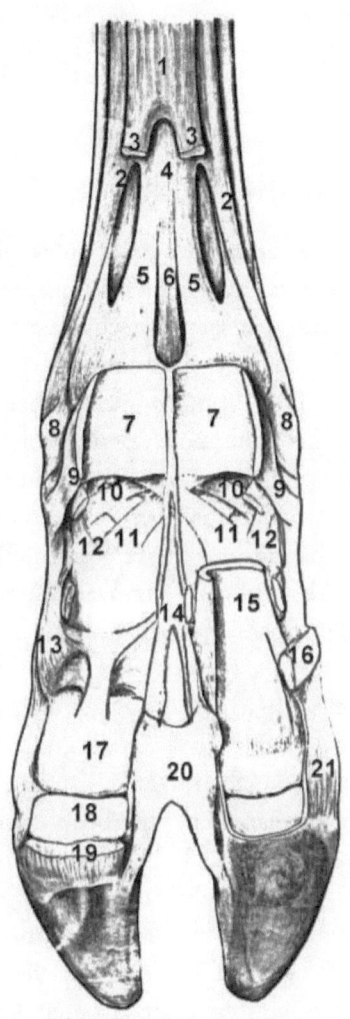

Der Fesselträger beim Rind: 1 M. interosseus medius, 2 seine Seitenstränge, 3 seine Verbindungsplatte, 4 seine Mittelplatte, 5 deren Seitenschenkel, 6 deren Interdigitalschenkel, 7 Ligg. palmaria, 8 Lig. metacarpeum transversum superficiale, 9 Ligg. sesamoidea collateralia, 10 Ligg. sesamoidea cruciata, 11 Ligg. phalangosesamoidea interdigitalia, 12 Ligg. sesamoidea obliqua, 13 abaxiales Lig. palmare ph2, 14 Lig. interdigitale proximale, 15 oberflächliche Beugesehne, 16 Lig. collaterale des Krongelenks, 17 Phalanx media, 18 Os sesamoideum distale, 19 tiefe Beugesehne, 20 Lig. interdigitale distale, 21 Lig. sesamoideum distale abaxiale.

Das Hintergliedmaßenskelett

Vergleiche Schulter- und Beckengliedmaße in Bau und Funktion. Die Stützfunktion der Schultergliedmaße und die Schubfunktion der Beckengliedmaße finden ihren Ausdruck im passiven und aktiven Bewegungsapparat.

Die Beckenknochen

Darmbein, Os ilium, Sitzbein, Os ischii, und Schambein, Os pubis bilden nachgeburtlich die Hüftbeine, die in der Symphysis pelvina miteinander verbunden sind. Mit dem Kreuzbein und den ersten Schwanzwirbeln zusammen bilden sie das Becken, Pelvis, das die Beckenhöhle, Cavum pelvis umfaßt. Die Linea terminalis vom Promontorium über die Kreuzbeinflügel, entlang der Linea arcuata bis zum Pecten ossis pubis stellt den Beckeneingang, Apertura pelvis cranialis, dar. Der Beckenausgang, Apertura pelvis caudalis, wird vom Arcus ischiadicus, den Schwanzwirbel und dem Lig. sacrotuberale gebildet. Der häutig-muskulöse Verschluß des Ausgangs ist das Diaphragma pelvis. Der Abstand der Seitenwände und die Höhe der Beckenhöhle wird durch die Beckenquer-, -höhen- und -schrägdurchmesser (Diameter) beschrieben, was für die Geburtshilfe von praktischer Bedeutung ist. Die Symphyse besteht aus der Schambeinfuge, Symphysis pubica, und der Sitzbeinfuge, Symphysis ischiadica, die normalerweise später verknöchern. Die ursprünglichen Anteile stoßen mit ihren Körpern in der Hüftgelenkspfanne zusammen, wo beim Fleischfresser noch ein weiterer Knochenteil, das Os acetabuli, liegt. Nach kranial streckt sich jederseits der Darmbeinflügel, Ala ossis ilii, fast dreieckig vom Körper, Corpus ossis ilii, weg. Sein lateraler Winkel ist der Hüfthöcker, Tuber coxae, der beim Flfr. und kleinen Wdk. in die Spina iliaca ventralis cranialis und caudalis unterteilt ist. Diese Tierarten besitzen auch kaudal davon eine zusätzliche Spina alaris, und der dorsomediale Winkel, Tuber sacrale, ist ebenfalls in eine kraniale und kaudale Spina untergliedert. Zwischen beiden Winkel liegt der Darmbeinkamm, Crista iliaca, beim Flfr. und Sw. nach außen konvex, bei den übrigen Tieren konkav. Beim Flfr. steht die Außenfläche, Facies glutea mit den Muskelmarken, Lineae gluteae, fast sagittal, bei den Großtieren eher horizontal. Die Innenfläche ist die Facies sacropelvina, die in die glatte Facies iliaca für den Muskelansatz und die mediale rauhe Tuberositas iliaca (Bandansatz) und Facies auricularis (Gelenkfläche zum Kreuzbein) untergliedert ist. Ventrolateral verjüngt sich das Darmbein zur Linea arcuata mit dem Tuberculum m. psoas minoris, dorsomedial verjüngt sich das Darmbein zur Incisura ischiadica major.

Das Sitzbein erstreckt sich weit nach kaudal. Es beginnt mit dem dorsal zur Spina ischiadica erhöhten Körper, verjüngt sich zur Incisura ischiadica caudalis und verbreitert sich hinter den Foramen obturatum zur Sitzbeinplatte, Tabula ischiadica, von der nach lateral der Sitzbeinhöcker, Tuber ischiadicum, abgeht, während die Sitzbeinplatte nach medial hin zum Arcus ischiadicus ausgeschnitten ist. Der Fugenast, Ramus ossis ischii, bildet mit dem Fugenast des Schambeins (Ramus caudalis ossis pubis) die Facies symphysialis und die mediale Begrenzung des Foramen obturatum. Nach ventral stößt das Schambein zum Acetabulum. Dieses hat die Facies lunata zur Gelenkung, umgeben vom Margo acetabuli, der nur kaudoventral von der Incisura acetabuli eingeschnitten wird. Zentral liegt die Bandgrube des Hüftgelenks, Fossa acetabuli. Die Form der Gelenkfläche und die Art des Einschnitts läßt die Artdiagnose zu. Bei Pferd und Hund ist die Inzisur weit, enger beim Schwein und Rind und fast geschlossen beim kleinen Wiederkäuer (kann bei Diesen auch ganz geschlossen sein). Dadurch kann die Facies lunata von halbrund bis fast kreisrund erscheinen und ist zusätzlich beim Rind durch einen Synovialeinschnitt in eine Pars major und minor untergliedert. Das Schambein besitzt den querverlaufenden Ramus cranialis (Pfannenast) und den längsverlaufenden Fugenast, Ramus caudalis. Der Pfannenast ist der Pecten ossis pubis mit der Eminentia iliopubica beiderseits. Der Fugenast verdickt sich mit der Gegenseite zum Tuberculum pubicum ventrale. Für die Artdiagnose sind weitere Details wichtig. Hier die wichtigsten: Der Fleischfresser hat einen spatelförmigen Darmbeinflügel. Beim Schwein ist die Spina ischiadica hoch, fächerförmig durch Knochenstege gegliedert. Beim Wiederkäuer ist die Sitzbeinhöcker dreigliedrig, wobei der seitliche Höcker beim Schaf die Seitenausdehnung des Acetabulums überragt, bei der Ziege nicht. Beim Pferd verläuft zur Incisura acetabuli zusätzlich der Sulcus ligamenti accessorii ossis femoris für das Hilfsband des Hüftgelenks, und zum Tuber ischiadicum läuft lateral der

Pecten ossis ischii. Auch Geschlechtsunterschiede sind manchmal deutlich, wie das Tuberculum pubicum dorsale und die Penisbeule am Arcus ischiadicus beim Hengst.

1. Wie bei der Vordergliedmaße wollen wir uns beim Knochen-studium gleich mit den Muskelansätzen vertraut machen und parallel dazu die Gelenke studieren.

Beckenverbindungen und Hüftgelenk

Die Articulatio sacroilica ist ein straffes Gelenk zwischen den Ohrflächen von Kreuzbein und Darmbein. Zwischen der Tuberositas iliaca des Darm-bein und dem Kreuzbeinflügeln laufen zahlreiche dorsale, ventrale und interossäre Ligg. sacroiliaca. Außerdem verkehrt beim Hund zwischen den Seitenteilen des Kreuzbeins und dem Sitzbeinhöcker das Lig. sacrotuberale, daß beim Großtier zum breiten Beckenband, Lig. sacrotuberale latum wird. Es besitzt dann einen Pfannenkammteil und einen Sitzbeinteil, so daß im Bereich der Incisura ischiadica major das Foramen ischiadicum majus und im Bereich der Incisura ischiadica minor das Foramen ischiadicum minus für die durchtretenden Gefäße und Nerven (N. ischiadicus, A./V. glutea cranialis, bzw. N. pudendus und A./V. glutea caudalis) entstehen. Die Beckensymphyse wird zwischen Schambeinen und Sitzbeinen beider Seiten durch die Lamina fibrocartilaginea intercoxalis gebildet. Das Hüftgelenk, Articulatio coxae, ist ein Nußgelenk, da das Labrum acetabulare vom Rand der Hüftgelenkspfanne über den Äquator des Femurkopfes ragt. Das Hüftgelenk ist auch bei Großtieren mehrachsig, aber durch die Be-muskelung in der Bewegung eingeschränkt. Der Femurkopf ist durch das Kopfband, Lig. capitis (von der Fossa acetabuli zur Fovea capitis), in der Pfanne befestigt, gehalten durch das Lig. transversum acetabuli, das die Incisur überbrückt. Beim Pferd kommt als Abspaltung des Lig. pubicum craniale noch das Lig. accessorium vor. Die relativ weite Kapsel kann Verstärkungen aufweisen, die Ligg. ilio/ischio/pubofemorale (Sw, Ktz). Besonders beim Pferd enthält die Kapsel auch Muskelfasern (M. capsularis).

Dorsal ist die Kapsel durch den M. gluteus profundus abgedeckt, über den der N. ischiadicus läuft, der auch das Gelenk innerviert.

Das Oberschenkelbein, Femur

Der Femur besitzt proximal durch ein Collum abgesetzt den Gelenkkopf, Caput ossis femoris, mit einer Bandgrube, Fovea capitis. Lateral vom Kopf sitzt der Trochanter major und medial der Trochanter minor durch die Fossa trochanterica getrennt und kranial durch die Linea intertrochanterica (fehlt dem Sw.) und kaudal durch die Crista intertrochanterica verbunden. Unterhalb des großen Umdrehers sitzt bei Pferd der Trochanter tertius. Der Körper ist vorn abgerundet, hinten dagegen für Muskelansätze rauh, die Facies aspera am Corpus ossis femoris mit seitlichen Leisten, Labium laterale/mediale (fehlen den Wdk.) und beim Hund proximal das Planum trochantericum. Distal findet sich kaudal die Facies poplitea und vorn die Fossa suprapatellaris. Das distale Ende wird durch die Gelenkknorren für das Kniegelenk, Condylus lateralis und Condylus medialis mit der Fossa intercondylaris, gebildet. Oberhalb liegen Bandhöcker, Epicondylus lateralis und medialis, seitlich die Fossa extensoria und die Fossa m. poplitei, kranial die Kniescheibenrolle, Trochlea ossis femoris, und kaudal Muskelansätze, besonders lateral zur Tuberositas supracondylaris lateralis aufgeworfen. Bei Großtieren ist lateral für den oberflächlichen Zehenbeuger die Fossa supra-condylaris lateralis ausgehöhlt und zwischen den Kondylen die Linea inter-condylaris sichtbar. Dort ist seitlich auf den Kondylen beim Flfr. für die Ossa sesamoidea musculi gastrocnemii jeweils die Facies articularis sesa-moidea angeschliffen. Bei Pferd und Rind besitzt die Trochlea ossis femoris medial das Tuberculum trochleae, das für die passive Stehvorrichtung, für das Einhaken der Patellarschlaufe, wichtig ist.

Die Patella ist das Sesambein in der Endsehne des M. quadriceps. Die Patella hat eine raue Facies cranialis, kaudal eine glatte Facies articularis, proximal die Basis und ist meist nach distal zum Apex zugespitzt. Seitlich liegt bei Rind und Pferd für den Ansatzknorpel der Processus cartilagineus.

Das Kniegelenk, Articulatio genus

Das Kniegelenk ist zusammengesetzt aus dem Kniekehlgelenk, Articulatio femorotibialis, dem Kniescheibengelenk, Articulatio femoropatellaris, den Sesambeingelenken beim Fleischfresser, Articulatio femorosesamoidea, und dem proximalen Tibiofibulargelenk bei Pferd, Schwein und Fleischfressern, Articulatio tibiofibularis proximalis. Die Gelenkhöhlen stehen beim Fleischfresser immer und bei den Wiederkäuern meistens miteinander in Verbindung, beim Pferd sind sie dagegen häufig getrennt. Der laterale Gelenksack des Kniekehlgelenks hat eine Ausbuchtung um die gemeinsame Strecksehne, Recessus extensorius, und eine Ausbuchtung um den Ursprung des M. popliteus, Recessus popliteus.

Das Kniekehlgelenk ist, wie die Gelenkflächen zeigen, ein inkongruentes Spiralgelenk, das durch die exzentrischen Bandansätze zudem auch in den Endstellungen gebremst wird. Auch wenn leichte Seitbewegungen möglich sind, ist die bevorzugte Bewegung Beugung und Streckung, dennoch ist es kein reines Wechselgelenk. Die Inkongruenz wird durch zwei faserknorplige Halbscheiben, Menisci articulares, kompensiert. Das erfordert neben den Seitenbändern auch Meniskenbänder zur Befestigung.

Die Mensikenbänder setzten an den Vorderhörner, Hinterhörner, Tibia und am Femur an: Ligg. tibiale craniale et caudale menisci lateralis et medialis und das Lig. meniscofemorale vom Hinterhorn des lateralen Meniskus zur interkondylären Fläche des Femurs. Bei Hund und Rind kommt kann auch das Lig. transversum genus beide Menisken miteinander verbinden. Außerdem ist der mediale Meniskus durch das Seitenband und die Kapsel fixiert.

Die Seitenbänder, Ligg. collateralia sind zwischen Femurbandhöckern und Unterschenkelknochen zu finden. Gewissermaßen als innere Seitenbänder fungieren die Kreuzbänder, Ligg. cruciata, wo bei das kraniale lateral von der Fossa intercondylaris des Femurs zur Area intercondylaris centralis der Tibia und das kaudale medial von der Fossa intercondylaris des Femur zur Area intercondylaris caudalis der Tibia zieht. Das sogenannte Lig. popliteum obliquum ist eigentlich die Muskelfaszie des Kniekehlmuskels über der Gelenkkapsel.

Die Sesambeingelenke und die Tibiofibulargelenke sind straffe Gelenke, während das Kniescheibengelenk ein Schlittengelenk darstellt. Von der Quadrizepssehne geführt und den Faszienverstärkungen der Kniefaszie, Retinacula patellae, gehalten, gleitet die Kniescheibe zwischen den Femur-rollkämmen in der sehr geräumigen Gelenkhöhle. Die Retinakula werden insbesondere bei den Großtiere zu kräftigen Bändern: proximal die Ligg. femoropatellare laterale und mediale und distal die Ligg. patellae lateralis und medialis, und ergänzen so das gerade Kniescheibenband, bzw. die Endsehne des M. quadriceps femoris, Lig. patellae bzw. patellae inter-medium (bei Großtieren), das an der Tuberositas tibae ansetzt. Zum Schutz der Bänder über die Streckseite des Kniegelenks ist neben dem Kniefett-körper, Corpus adiposum infrapatellare, die Bursa infrapatellaris einge-richtet (bei Pferd eine proximale und eine distale).

Die Unterschenkelknochen

Das Zeugopodium besitzt bei den Haussäugern das stärkere Schienbein, Tibia, und das mehr oder weniger reduzierte Wadenbein, Fibula. Die Tibia besitzt proximal die flachen Condylus medialis und lateralis tibiae, getrennt durch die Eminentia intercondylaris bestehend aus dem Tuberculum inter-condylare laterale und mediale und dazwischen der Area intercondylaris centralis. Davor und dahinter liegen für die Meniskenbänder als Ansatz die Areae intercondylares craniales lateralis und medialis und die Area inter-condylaris caudalis, die in die Incisura poplitea übergeht. Kranial liegt zwischen den Kondylen die Tuberositas tibiae mit dem Margo cranialis zum Körper hin, kraniolateral liegt der Sulcus extensorius für die Strecker und seitlich außer beim Wdk. die Gelenkfläche für die Fibula, Facies articularis fibularis. Der Körper ist dreieckig mit der Facies medialis, der Facies lateralis (interossea), dem Margo lateralis, dem Margo medialis und der Facies caudalis, die beim Pferd eine Linea m. poplitei und bei allen Anderen weiter distal die Lineae musculares aufweist. Distal findet sich die geteile

Gelenkschraube zum Tarsus, Cochlea tibiae, seitlich vom Malleolus medialis und Malleolus lateralis gestützt. Beim Pferd ist der laterale Knöchel, das distale Fibularrudiment, beim Wdk. ist dort ein separater Knochen, das Os malleolare, ausgebildet. Sonst besitzt der laterale Knöchel die Incisura fibularis mit der Facies articularis für das distale Fibulaende.

Die Fibula ist proximal beim Wdk. als kleiner Zapfen und folgendem Band (Lig. fibulare) mit der Tibia verwachsen, beim Pferd als feine Gräte auslaufend und nur bei Schwein und Fleischfresser vollständig vorhanden. Bei diesen Tieren bildet sie den lateralen Knöchel mit der Gelenkfläche zur Tibia, Facies articularis malleoli, und proximal die Facies articularis capitis. Zwischen beiden Unterschenkelknochen liegt das Spatium interosseum cruris, das beim Hund distal eingeengt ist.

Die Tarsal- und Metatarsalknochen

In der krualen Reihe liegen medial Talus und lateral der Calcaneus. Intertarsal ist nur das Os tarsi centrale vorhanden und in der metatarsalen Reihe die Ossa tarsalia 1-4 bei Schwein und Fleischfresser, 1 und das verwachsene 2 und 3 beim Rind, das vierte ist dort mit dem Centrale verwachsen. Beim Pferd sind 1 und 2 verwachsen, 3 und 4 vorhanden. Der Kalkaneus bildet nach plantar den Fersenhöcker, Tuber calcanei, nach medial zum Talus den Proc. coracoideus und das Sustentaculum tali und die Facies articulares talares und nach distal die Facies articularis cuboidea. Der Talus besitzt Caput, Collum, Corpus, die Trochlea tali (prox./dist. beim Wdk), die Facies articulares calcaneae, den Sulcus tali (Flfr., Pfd.), das Tuberculum tali (Pfd), die Facies articularis navicularis (Flfr./Pfd.), und enthält innen den Sinus tarsi zum Sulcus calcanei (Flfr./Pfd).

Das Tarsalgelenk, Articulatio tarsi

Das Sprunggelenk besteht aus zahlreichen Gelenken: Artt. tarsocruralis, -intertarseae, -talocalcaneocentralis, -talocalcanea, -calcaneoquartalis, -centrodistalis, -tarsometatarseae und beim Wdk. zusätzlich auch den Artt. tibiomalleolaris und -malleolocalanea. Für die Bewegung sind eigentlich nur die Art. tarsocruralis (Pferd tarsotibialis), ein Schraubengelenk, und beim Wdk. und Schwein auch die Art. talocalcaneocentroquartalis, ein Walzengelenk, zuständig. Die übrigen Gelenke sind straffe Gelenke mit relativ wenig Beitrag zur Gesamtbeweglichkeit. Durch die Trochlea tali sind die proximalen Gelenke Wechselgelenke mit Beugung und Streckung. Der Bandapparat am Tarsus umfaßt proximale und distale dorsale, plantare und interossäre Fußwurzelbänder, die Seitenbänder und die Fußwurzelmittelfußbänder. Da die Seitenbänder alle Gelenkspalten oder einzelne Gelenkspalten überbrücken kommen lange und kurze vor: Ligg. collateralia tarsi mediale/laterale longa et brevia. Genaueres siehe Lehrbücher. Die Gelenkhöhlen haben dorsale und plantare Aussackungen, die auch für die Injektion geeignet sind. Über die Beuge- und Streckseite des Gelenks laufen zahlreiche Sehnen, die ihrerseits mit Sehnenscheiden ausgestattet sind und häufig von Schleimbeutel unterlagert sind. Diese synovialen Einrichtungen können zahlreiche Erkrankungen, wie verschiedene Gallen, verursachen, so daß das Tarsalgelenk klinisch von großer Bedeutung ist und Spezialwissen erfordert. Hier wollen wir uns aber nur eine Übersicht durch das Studium der ausgelegten Plastinate und der am Ende folgenden Präparation des Pferdebeines erarbeiten.

Die Zehenknochen und Zehengelenke

Wie vorn sind beim Fleischfresser alle Strahlen, beim Schwein vier, bei Wdk. 2 vollständige und zwei unvollständige und beim Pferd nur noch ein vollständiger Strahl ausgebildet. Die Knochen ähneln auch den Vorderzehenknochen, sind allerdings meist etwas länger und schmaler als vorn (längsovaler Querschnitt). Beim Pferd ist das proximale Zehenglied das

35

Fesselbein, Os compedale, plantar gestützt durch die proximalen Sesambeine, Ossa sesamoidea proximalia (Gleichbeine), das mittlere Zehenglied, das Kronbein, Os coronale, und das distale Zehenglied, das Hufbein, Os ungulare, plantar durch das distale Sesambein, Os sesamoideum distale (Strahlbein) gestützt. Das Fesselbein hat proximal seine Basis mit der Fovea articularis und eine Sagittalrinne zum Röhrbein und distal das Caput mit einer Walze, Trochlea. Plantar liegt das Fesselbeindreieck, Trigonum proximalis, seitlich Bandhöcker und -gruben. Damit ist das Fesselgelenk, Art. metatarsophalangea ein Scharniergelenk, mit Seitenbänder, Sesambeinbändern, dorsalen und plantaren Recessus.

Das Kronbein ist dem Fesselbein ähnlich, aber kürzer, mit sattelförmiger Gelenkwalze und einer Fovea articularis mit Sagittalkamm. Dorsal sitzt ein Proc. extensorius für die Strecker, plantar eine Kronbeinlehne, Tuberositas flexoria für den Kronbeinbeuger, seitlich Bandgruben und -höcker für die Seitenbänder und Plantarbänder. Dadurch ist das Krongelenk, Art. interphalangea proximalis ein Sattelgelenk, wie auch das Hufgelenk, Art. interphalagea distalis. Das Hufbein hat eine Wand-, Sohlen- und Gelenkfläche (Facies parietalis, -solearis, -articularis), getrennt durch den Sohlenrand (Tragrand), Margo solearis, mit der Kerbe, Crena marginis, den Kronrand, Margo coronalis mit dem Proc. extensorius. Die Sohlenfläche ist durch Linea semilunaris in ein vorderes Planum cutaneum und eine hintere Beugefläche, Facies flexoria für den Sehnenansatz geteilt. Beiderseits liegt dort die Sohlenrinne mit dem Foramen soleare lat./med. als Eintritt in den Sohlenkanal, Canalis solearis. An der Wandfläche laufen entsprechend Wandrinnen, Sulcus parietalis lat./med. für die Gefäße. Nach plantar setzen sich die Hufbeinäste für den Ansatz des Hufknorpels fort, Proc. palmaris lateralis und medialis mit je einem Asteinschnitt, Incisura palmaris oder dem Astloch, For. processus palmaris. Die Gelenkfläche hat eine zweite Facette für das Strahlbein, Facies sesamoidea, für die Articulation mit der entsprechenden Fläche des Strahlbeins. Dieses hat außerdem eine Beugefläche zur Beugesehne, Facies flexoria und einen Margo proximalis und einen Margo distalis.

Die topographische Präparation

Die Präparation von Muskeln, Nerven und Gefäßen erfolgt bevorzugt an Hunde- oder Ziegenbeinen, Abweichungen davon und Änderungen der Präparierschritte werden angesagt.

1. Zunächst wird die Gliedmaße vorsichtig bis zum Tarsus enthäutet und die oberflächliche Faszie entfernt. Lateral werden dann die Hautnerven, die langen Sitzbeinmuskeln und die Glutealmuskeln dargestellt.

2. Entferne medial die Reste der Beckenorgane unter Schonung der intrapelvinen Blutgefäße, kürze die Reste der Bauchmuskeln bis zum Ansatz, stelle die Beckengürtelmuskulatur, die Muskelpforte, die Gefäßpforte und das Schenkeldreieck dar, und präpariere die Blutgefäße, Lymphknoten und Nerven im Lenden-, Becken- und Oberschenkelbereich. Verschaffe Dir dazu anhand der Lehrbücher, Atlanten und der folgenden Angaben eine Übersicht über die Gefäße, Nerven, Lymphknoten und die Eigenmuskulatur der Beckengliedmaße. Beachte eventuell vorliegende Teile des Rückenmarks.

Kaudale Lymphozentren
Lc. inguinofemorale: Lnn. fossae paralumbalis (Rd.), Ln. coxalis (Wdk., Pfd.), Ln. coxalis accessorius (Rd.), Ln. subiliacus (-Flfr.), Lnn. scrotales/mammarii
Lc. ischiadicum: Ln. gluteus (Sw., Rd.), Ln. ischiadici (-Flfr.), Ln. tuberalis (Wdk.)
Lc. popliteum: Lnn. poplitei prof. (Sw. ,Wdk., Pfd.), -supf. (Flfr., Sw.)
Lc. iliosacrale: Lnn. iliaci med. (lat. –Flfr.), Lnn. sacrales, Lnn. hypogastrici, Lnn. anorectales (-Flfr.), Ln. obturatorius (Pfd.)
Lc. iliofemorale: Lnn. iliofemorales, Ln. femoralis (Flfr.)
Lc. inguinofemorale: Lnn. inguinales supf.

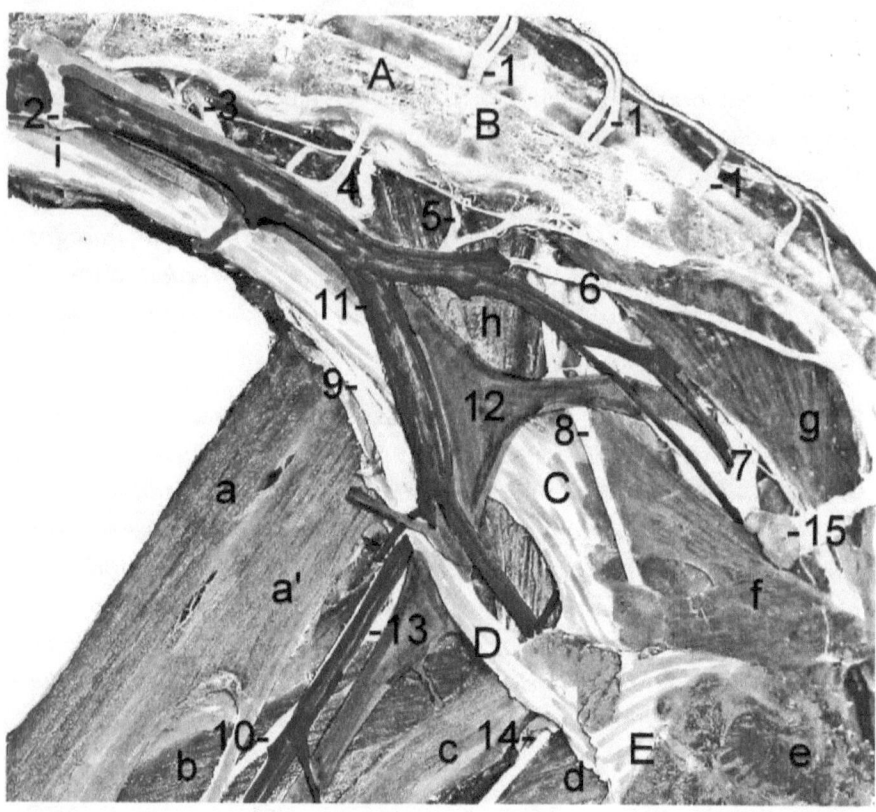

Becken beim Hund von medial: A Lendenwirbel, B Disci intervertebrales, C Sehne des M. psoas minor, D Lig. inguinale, E Tendo prepubicus und Tendo symphysialis; a pars cranialis m. sartorii, a' pars caudalis m. sartorii, b. M. vastus medialis, c M. pectineus, d M adductor, e Sectio mm. adductores et gracilis, f M. levator ani, g M. sacrocaudalis ventralis medialis, h M. iliacus, i M. psoas major; 1 Dorsalwurzeln der Lenden- und Sakralnerven, 2 N. iliohypogastricus, 3 N. ilioinguinalis, 4 N. cutaneus femoris lateralis, 5 N. genitofemoralis, 6 Truncus lumbosacralis, pars cranialis, 7 -pars caudalis, 8 N. obturatorius, 9 N. femoralis, 10 N. saphenus, 11 A. iliaca externa et interna et Lc. iliosacrale, 12 V. iliaca externa et interna, 13 A./V. femoralis and Trigonum femorale, 14 N. obturatorius, 15 Ln. sacralis.

Die Beckengürtelmuskulatur

Der M. psoas minor ist stark sehnig durchsetzt. Sein Ursprung liegt an den Körpern der letzten Brust- und Lendenwirbel, sein sehniger Ansatz am Tuberculum musculi psoas minoris. Er dient der Steilstellung des Beckens (Nudation) bei der Defäkation und der Fixierung und Kyphose der Wirbelsäule beim Buckeln. Der M. iliopsoas aus M. psoas major und M. iliacus hat seinen Ursprung seitlich vom M. psoas minor an den Wirbeln bzw. an der Darmbeinsäule. Sein Ansatz liegt nach dem Passieren der Muskelpforte am Trochanter minor. Er ist Vorführer der Gliedmaße, Hüftbeuger, Auswärtsdreher des Knies, dient zur Steilstellung des Beckens, zur Kyphose und als Rumpfrückzieher. Der M. quadratus lumborum, sehnig durchsetzt, kräftig beim Fleischfresser hat seinen Ursprung von den letzten Rippen und den Lendenwirbelquerfortsätzen. Sein Ansatz liegt an den Kreuzbeinflügeln und am Darmbein (Flfr., Sw.). Er dient der Fixierung und Kyphose der Wirbelsäule und zur Steilstellung des Beckens. Die Innervation erfolgt durch die Rami ven-tralia der Lendennerven, beim Pfd auch der letzten Interkostalnerven.

3. Nun wird lateral der M. biceps bzw. gluteobiceps und der M. gluteus medius durchschnitten und unterhalb des M. gluteus medius, der bei Wdk. zweiteilige M. gluteus accessorius mit seinem Sehnenspiegel und beim Hd. und Pfd. auch der M. piriformis dargestellt. Unter dem M. biceps kann nun der N. ischiadicus und seine Äste, die Nn. glutei, das Lymphozentrum ischiadicum, die Bursa trochanterica, der M. gluteus profundus über der Hüftgelenkskapsel und nachfolgend die kleine Beckengesellschaft präpariert werden (tiefe Hüftgelenksmuskulatur). Außerdem werden die Aa. und Vv. caudales femoris mit ihren Anastomosen, dem Ursprung der V. saphena lateralis, der sie begleitende N. cutaneus surae caudalis, der Ln. popliteus, der N. tibialis, der zwischen die Köpfe des M. gastrocnemius zieht, und der N. fibularis, der über die Fibular bzw. ihr Rudiment nach lateral zieht, dargestellt.

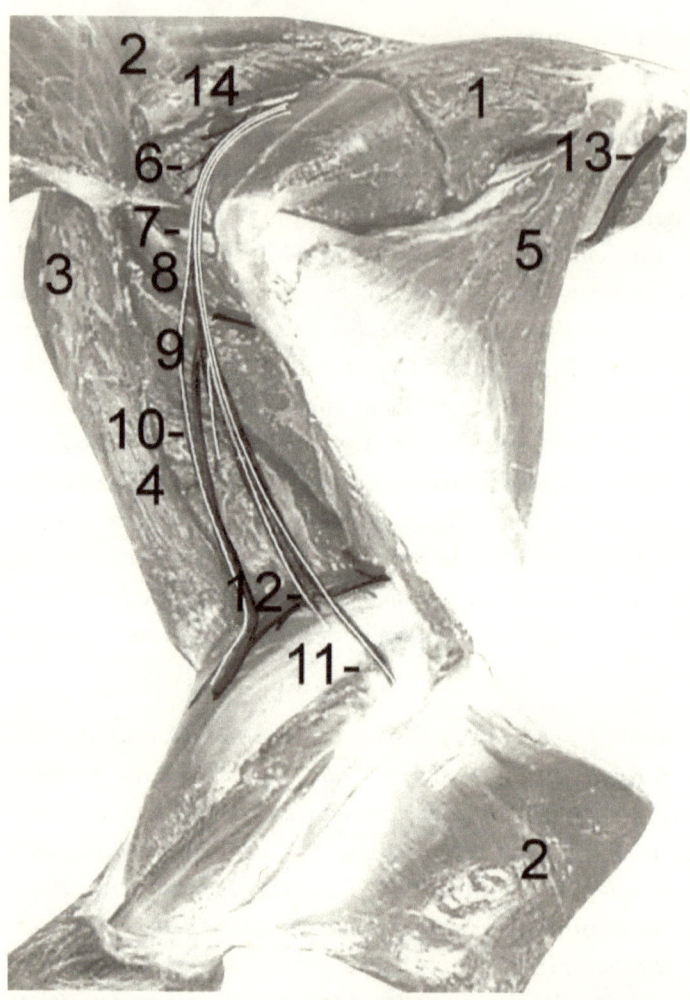

Hintergliedmaße der Ziege von lateral, M. biceps aufgeklappt: 1 M. gluteus medius, 2 M. gluteobiceps, 3 M. semimembranosus, 4 M. semitendinosus, 5 M. tensor fasiae latae, 6 M. gemellus, 7 M. obturatorius externus, 8 M. quadratus femoris, 9 M. adductor, 10 N. cutaneus caudalis, 11 N. fibularis, 12 N. tibialis, A./V. caudales femoris distales, V. saphena lateralis, 13 A./V. circumflexa ilium profunda, 14 Ln. and N. ischiadicus, N. gluteus caudalis.

4. Dann werden lateral die Unterschenkelmuskulatur, die Äste des N. fibularis und die Gefäße wie die oberflächliche V. saphena lateralis und die tieferliegenden A./V. tibiales craniales dargestellt. Verschaffe die dazu an Plastinaten und den folgenden Angaben eine Übersicht der tierartlichen Unterschiede.

Funktionelle Gliederung der Hintergliedmaßenmuskulatur
Beckengürtelmuskulatur: ist wegen der Rumpf-Gliedmaßen-Verbindung stark reduziert. Beckenrotation: M. psoas minor, M. psoas iliopsoas, M. quadratus lumborum
Hüftgelenksmuskulatur: sind entsprechend der Funktion viel umfangreicher.
Hüftgelenksbeuger: Mm. iliopsoas, -tensor fasciae latae, -sartorius, -pectineus, -rectus femoris
Hüftgelenksstrecker: Glutealmuskeln, Sitzbeinmuskeln (im Stütz), tiefe Hüftgelenksmuskeln
Oberschenkelabduktion: wie vor,
Oberschenkeladduktion: mediale Oberschenkelmuskulatur,
Oberschenkelsupination: tiefe Hüftgelenksmuskeln, M. iliopsoas, M. pectineus
Oberschenkelpronation: M. semimembranosus
Kniegelenksmuskulatur: reduziert auf kräftige Strecker, die Tibiofibularmuskulatur fehlt.
Kniegelenksstrecker: Mm. quadriceps, -popliteus, -tensor fasc., Sitzbeinmuskeln (Stütz) Mm. gracilis, -sartorius, -fibularis tertius, -extensor digitorum longus
Kniegelenksbeuger: Sitzbeinmuskeln (Hang), Mm. gastrocnemius, -flex. digit.supf.
Tarsalgelenksmuskulatur: entspricht weitgehend den Ellbogengelenksmuskeln vorn.
Tarsalgelenksstrecker: Mm. triceps surae, -biceps femoris, -semitendinosus, Zehenbeuger
Tarsalgelenksbeuger: Mm. tibialis cran., -fibularis long./brev/tertius, Zehenstrecker
Tarsalpronation: M. fibularis longus
Tarsalsupination: M. tibialis cranialis
Hinterzehenmuskulatur: entspricht weitgehend den Verhältnissen wie vorn:
Zehenstrecker: Mm. extensores longus, -brevis, -lateralis, -hallucis.
Zehenbeuger: Mm. flexores superficialis, -profundus (außer M. tibialis caudalis beim Flfr.).

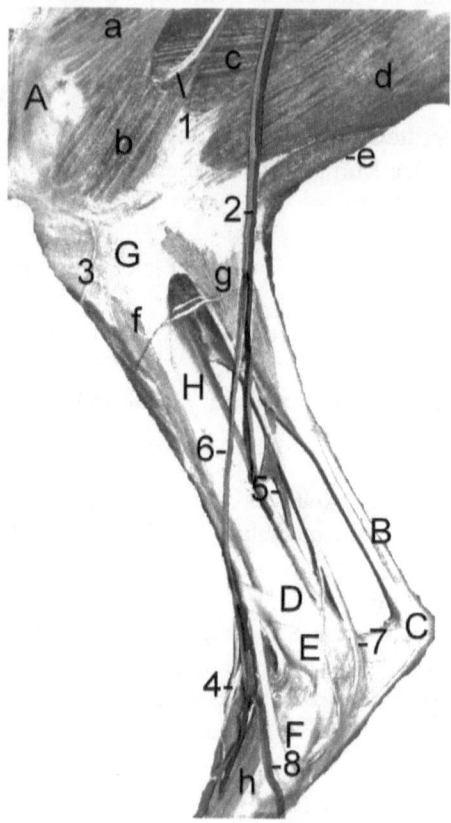

Unterschenkel beim Hund vom medial: A Kniegelenk, B. Tendo communis calcis, C Calcaneus, D Retinaculum extensorium crurale, E Malleolus lateralis et Lig. collaterale tarsi laterale, F Tendo m. tibialis cranialis, G fascia cruris, H Tibia; a M. sartorius, b M. gracilis, c/e M. semimembranosus, d M. semitendinosus, f M. tibialis cranialis, g Caput mediale m- gastrocnemii, h M. extensor digitorum brevis; 1/3/4 N. saphenus, 2 A./V. saphena, 5 V. saphena lateralis, 6 V. saphena medialis, 7 N. plantaris medialis, 8 V. tarsea medialis.

5. Ist die Lateralseite präpariert, wird nun die Medialseite mit der A./V. saphena medialis, dem N. saphenus, M. gastrocnemius mit dem N. tibialis und seine Aufteilung in die Nn. plantares am Tarsus, die Retinacula und Sehnen der Tarsalbeuger und -strecker mit dem

*gemeinsamen Fersensehnenstrang und der Fersenbeinkappe darge-
stellt. Entferne dazu die Faszienreste, lege den M. tibialis cranialis
und die tiefen Beuger, und an der Beugeseite des Tarsus den kurzen
Zehenstrecker und die gemeinsamen dorsalen Zehennerven und die
Äste der V. saphena frei.*

Der Pferdefuß

*1. Versuche zuerst Vorder- und Hinterbein, links und rechts zu
unterscheiden. Taste dazu das Bein ab (Strecksehnen, Griffelbeine,
Beugesehne, R. comm. usw), schaue die proximale Fläche der Fußwurzel und distal den Huf an und bestimme die Hauptmittel-
fußgefäße. Medial und hinten ist der Huf steiler gebaut (höherer
Standwinkel), die Hinterbeine sind besonders im Metatarsus länger
und mehr längsoval (vorn queroval), die Griffelbeine sind hinten
ebenfalls länger und stärker beweglich. Vorn sind die Sehnen vom
gemeinsamen und seitlichen Strecker bis zur Fessel getrennt und die
Hauptmittelfußarterie ist die medial hinter dem Griffelbein laufende
A. digitalis palmaris communis II (aus der A. mediana), während
hinten die Hauptmittelfußarterie, die A. metatarsea dorsalis III (aus
der A. tibialis cranialis) lateral verläuft.*

*2. Dann werden an den klassischen Neurektomiestellen Hautschnitte
gemacht und wie bei einer Operation die Gefäße und Nerven dar-
gestellt: N. palmaris (plantaris) medialis und sein R. communicans,
N. palmaris (plantaris) medialis und die Dorsaläste der proximalen
Phalanx, N. digitalis palmaris (plantaris) medialis, Dorsaläste der
Phalangen (früher Ramus dorsalis und intermedius). Beachte die
Reihenfolge der Leitungsstrukturen (VAN-Regel) und die Sehne des
Sporns, der leicht mit den Nerven verwechselt werden kann.
Alternativ dazu, kann auch das ganze Bein enthäutet und
Leitungsstrukturen und Nerven insgesamt dargestellt werden.*

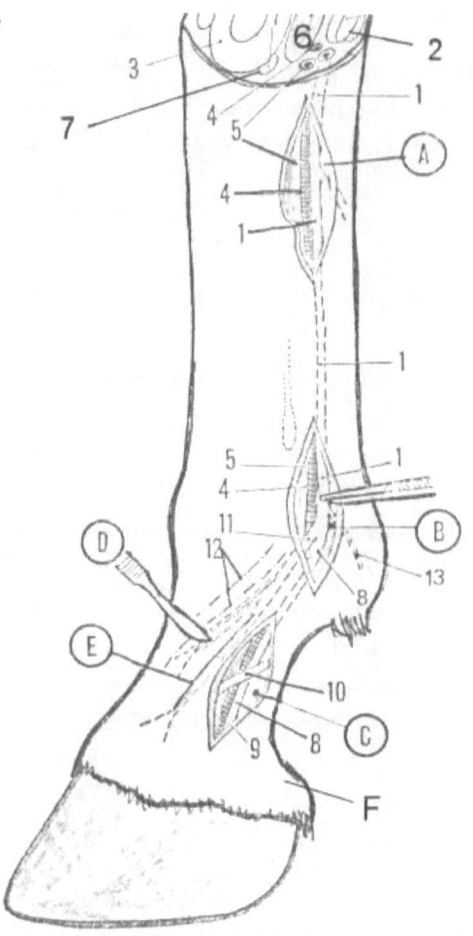

Rechter Pferdefuß von medial (modifiziert nach Vollmerhaus): 1 N. palmaris medialis, 2 Beugesehne, 3 Metacarpus III, 4 A. digitalis palmaris com. II, 5 V. digitalis palmaris com. II, 6 M. interosseus medius, 7 metacarpus II, 8 N. digitalis palmaris medialis, 9 A. digitalis palmaris medialis, 10 Spornsehne, 11 N. dorsalis phalangis proximalis, 12 Unterstützungsast des M. interosseus.

3. Nach der Gefäß-Nervenpräparation werden die übrige Haut und die oberflächliche Faszie entfernt und palmar bzw. plantar die Sonderbildungen der tiefen Zehenfaszie und die Aussackungen der ge-

44

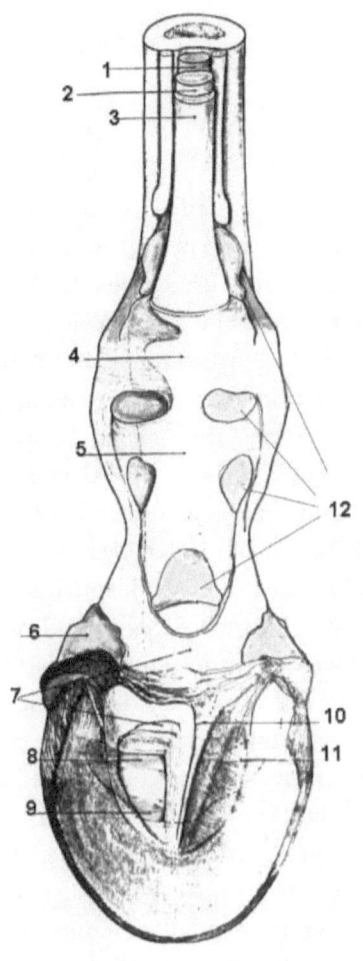

meinsamen Fesselbeugesehnenscheide dargestellt.

4. Nun klappe die Beugesehnen ab, kürze sie und stelle die Gleitkörper, die Ligg. palmaria, die Kollateralbänder der Zehengelenke, die Bursa podotrochlearis, das Strahlbein und seine Bänder dar.

5. Betrachte an den ausgeschuhten Beinen und den ausgelegten Hufkapseln das Zehenendorgan und bestimme seine Segmente und Strukturen.

Zehenfaszie und gemeinsame Fesselbeugesehnenscheide beim Pferd: 1 M. interosseus medius, 2 tiefe Beugesehne, 3 oberflächliche Beugesehne, 4 Lig. metacarpeum transversum, 5 Pars cruciformis vaginae fibrosae, 6 Hufknorpel, 7 Pars anularis vaginae fibrosae, 8 Hufgelenk, 9 Bursa podotrochlearis, 10 Sulcus cunealis centralis, 11 Sulcus paracunealis, 12 Recc. der gemeinsamen Fesselbeugesehnenscheide.

Die Präparation der Organe

Die Kreislauforgane

Das Herz

Das Herz liegt vom Pericard umhüllt im mittleren Mittelfellabschnitt und ist rechts und links weitgehend durch die Lungen abgedeckt, an denen es entsprechende Eindrücke hinterläßt. Es hat die Form eines leicht abgeflachten Kegels. Dadurch kann man zwei Seiten, hinten unter den Atrien die Facies atrialis und vorn unter den Herzohren (Aussackungen der Atrien) die Facies auricularis, ausmachen. Dazwischen liegen zwei Ränder, der Margo ventricularis dexter und der Margo ventricularis sinister. Das Herz besitzt eine rechte und linke Kammer, Ventriculus cordis dexter und sinister, und zwei dazugehörige Vorhöfe, Atrium cordis dextrum et sinistrum. Die Grenzen zwischen Atrien und Kammern ist an der Herzbasis durch den Sulcus coronarius markiert. Da hier auch die Herzklappen liegen, spricht man von der Ventilebene. In den rechten Vorhof münden die Körpervenen. Das venöse Blut gelangt über das Ostium atrioventriculare dextrum in die rechte Kammer und über den Truncus pulmonalis zur Lunge. Das sauerstoffreiche Blut der Lunge strömt über die Vv. pulmonales zum linken Vorhof, über das Ostium atrioventriculare sinistrum in die linke Kammer und gelangt mit der Systole in die Aorta. Die Kammern sind äußerlich sichtbar durch die Längsfurchen in Richtung Herzspitze, Apex cordis, begrenzt: seitlich unter dem Conus arteriosus der Sulcus interventricularis paraconalis und unterhalb des Sinus venarum cavarum für die Hohlvenen der Sulcus interventricularis subsinuosus. Bei Wiederkäuern zeichnet sich seitlich noch der Sulcus intermedius ab. Alle Furchen enthalten neben subepikardialem Fett auch die Äste von Herzeigengefäßen. Durch den bilateral abgeflachten Brustkorb liegt das Herz bei den Haussäugern gedreht mit dem Margo ventricularis dexter nach vorn. Die Herzspitze ist bei Großtieren leicht, bei Fleischfressern stärker nach kaudal geneigt.

Die Herzwand besteht von innen nach außen aus den Endocardium, dem

Myocardium und dem Epicardium. Das Epikard ist der Serosenüberzug, das Myokard ist die Herzmuskulatur und das Endokard ist die innere Endothelauskleidung, die wie eine Serosa von einer elastisch bindegewebigen Schicht unterlagert ist. Die Herzklappen stellen Endokardduplikaturen dar.

Das sogenannte Herzskelett sind die bindegewebigen Anuli fibrosi in der Herzbasis, ringförmig um die Klappen, beim Pferd und Schwein mit Einlagerungen von Knorpeln (Cartilago cordis septalis, sinistra und accessoria) und beim den Wiederkäuern mit Einlagerungen von Knochen (Os cordis dextrum et sinistrum). Dort setzen die Vorhofs- und Kammermuskeln von einander getrennt an, was für den regulären Kontraktionsverlauf eine wichtige Voraussetzung ist.

Die Muskulatur der Vorhöfe ist dünn in bogenförmigen Verlauf um die Vorhöfe, mit den Herzohren und z.T. auch um die Mündungen der Lungenvenen gewunden. Innen springen netzförmig die Mm. pectinati in das Lumen vor. Die Kammermuskulatur ist viel stärker und zeigt eine Dreischichtung: eine dünne, subepikardiale Schicht, die schräg bis zur Spitze zieht und hier den Herzwirbel, Vortex, bildet; die vom Vortex in steilen Spiralen verlaufende subendokardiale Schicht, die auch die zum Lumen vorspringenden Trabeculae carneae und die Mm. papillares bildet; und die starke Mittelschicht, die ebenfalls spiralig um die Kammern läuft und dann im Septum aufsteigt.

Die Binnenräume enthalten die Klappenapparate. Der rechte Vorhof, durch das Septum interatriale (mit der Fossa ovalis, wo embryonal das Foramen ovale war) vom Linken getrennt, erhält das Blut über die Vavula venae cavae caudalis (im gleichnamigen Ostium), über das Ostium venae cavae craniale, über die Vavula sinus coronarii und zahlreiche Vv.cordis minimae. Durch das Tuberculum intervenosum wird das Blut zum Ostium atrioventriculare dextrum mit der Segelklappe, Valva atrioventricularis dextra (Tricupidalis) geleitet. Sie besitzt drei Zipfel mit Chordae tendineae: Cuspis angularis, Cuspis septalis, Cuspis parietalis, die von den Papillarmuskeln der rechten Kammer: cranialer Papillarmuskel (subarteriosus), parietaler Papillarmuskel, caudaler Papillarmuskel und über die

Sehnenfäden am Rückschlag gehindert werden. Der linke Vorhof erhält das Blut der Vv. pulmonales mit den Ostia venarum pulmonarum und der Vv. cordis minimae und leitet es zur Mitralklappe im Ostium atrioventriculare sinistrum. Hier sind nur zwei Papillarmuskeln mit Sehnenfäden an den zwei Cuspes (Valva bicuspidalis) angeheftet: Cuspis septalis, Cuspis parietalis, rechter Papillarmuskel (subatrialis), linker Papillarmuskel (subauricularis). Die Taschenklappe im Ostium trunci pulmonalis, Valva trunci pulmonalis wird von drei halbmondförmigen Vavulae semilunaris mit Noduli et Lunulae valvularum semilunarium gebildet; und die Valva aortae im Ostium aortae wird ebenfalls mit drei Valvula semilunaris gebildet. Die Aorta ist am Beginn mit Sinus ausgestattet, wo auch die Coronararterien abgehen. Die A. coronaria dextra, die A. coronaria sinistra, R. circumflexus, R. descendens im Sulcus interventricularis.

Das Reizbildungs- und Erregungsleitungssystem geht von den Schrittmacherknoten Nodus sinuatrialis (Keith-Flack) und Nodus atrioventricularis (Aschoff-Tawara) aus. Durch eine Öffnung im Herzskelett zieht von dort das Hissche Bündel, Fasciculus atrioventricularis in das Kammerseptum und gibt einen rechten und linken Schenkel (Crus dexter et sinister) ab. Beide verzweigen sich dann zwischen die Arbeitsmuskulatur in Form der Purkinjefasern (modifizierte Herzmuskelzellen). Die Knotentätigkeit wird durch sympathische und parasympathische Herznerven mit ihren wandständigen Ganglien gesteuert, wobei der Sympathicus (Nn. cardiaci cervicales, Nn. cardiaci thoracici, Ganglia cardiaca) ganz allgemein die Herztätigkeit fördert, während der Parasympathicus (N. vagus mit N. depressor, Rr. cardiaci) zügelt.

Herzgefäße

Etwa 10% des Blutes dient der Eigenversorgung, die von zwei großen, subepikardialen Arterien ausgeht. Je nach Tierart ist der Verlauf etwa unterschiedlich. Bei Schwein und Pferd (beidseitkoronarer Typ) geht das Blut aus dem Sinus aortae (im Bulbus aortae) in die A. coronaria dextra mit dem R. interventricularis subsinuosus und in die Rr. septales. Aus der A. coronaria sinistra mit dem R. interventr. paraconalis (Conus arteriosus) kommen die Rr. septales, R. circumflexus, R. intermedius (Margo sin.,-Pfd). Bei Hund und Wiederkäuern, mit linkskoronarem Typ, ist das Versorgungsgebiet der A. coronaria sinistra größer. Das venöse Blut geht in den Sinus coronarius (Atrium dextrum), von der V. cordis media (Sulcus interventrikularis subsinuosus), der V. cordis magna (im Sulcus interventricularis paraconalis), R. intermedius, V. obliqua atrii sinistri (Flfr, Pfd), Vv. cordis dextrae, minimae, V. azygos sinistra (Sw, Wdk). Die Katze kann links- oder beidseit-koronar sein.

Betrachte an den ausgelegten Präparaten die Innen- und Außenverhältnisse der Herzen verschiedener Tierarten und bestimme die makroskopisch sichtbaren Strukturen und die Aortenaufzweigung!

Der Aortenbogen

Der Arcus aortae zweigt sich beim Menschen in die A. subclavia sinistra, A. carotis comm. sin. und in die A. brachiocephalica mit der A. subclavia dextra auf. Bei Hund entspringen die A. subclavia sinistra und der Tr. brachiocephalicus, der die A. carotis com. sin., A. carotis com. dext. und die A. subclavia dextra entläßt, getrennt. Ähnlich beim Schwein: A. subclavia sinistra, Tr. brachiocephalicus, der aber den Tr. bicaroticus und die A. subclavia dextra abgibt. Pferd und Wiederkäuer zeigen die stärkste Verschmelzung, hier entspringt nur der Tr. brachiocephalicus direkt aus der Aorta.

Die Milz

Die Milz zeigt je nach Tierart rundliche, längliche oder dreieckige Form, in jedem Fall aber Pole: Extremitas dorsalis und Extremitas ventralis, die die dorsoventrale Ausrichtung der Milz in der Bauchfellhöhle anzeigen. Die Flächen, Facies parietalis (diaphragmatica Wdk., Pfd), Facies visceralis, Facies renalis (-Wdk), Facies gastrica (Wdk=visc), Facies intestinalis (-Wdk)

49

zeigen weiterhin die Lage zur Körperwand bzw. zur den anderen Eingeweiden an, und die Ränder, Margo cranialis et Margo caudalis, lassen die kraniokaudale Ausrichtung erkennen. Auf der Eingeweidefläche liegt der Hilus lienis mit den Gefäßen. Die Milz ist über das Milznetz mit (Plica, siehe Kapitel Situs, bzw. Lig. gastrolienale und Lig. phrenicolienale) mit Magen und indirekt mit dem Zwerchfell verbunden und hat deshalb, abhängig von der Magenfüllung, außer beim Wiederkäuer und Pferd, eine unterschiedliche Lage mehr kranial oder mehr kaudal parallel zum linken Rippenbogen. Beim Pferd gibt es außerdem das Lig. lienorenale zur linken Niere. Die Farbe ist braunrötlich bis blaurötlich durch die Kapsel mit mehr oder weniger glatter Muskulatur. Vom Hilus treten die Milzarterien ein, verzweigen sich in die Trabekel und die rote Pulpa, das Blutspeicher- und Blutmauserungsgewebe, und die weiße Pulpa, das lymphatische Gewebe der Milz.

Studiere an den ausgelegten Präparaten die Milzen der Haussäuger!

Die weiße Pulpa besteht im wesentlichen aus den Milzkörperchen (Malpighische Körperchen = Lymphfollikel mit B-Lymphozyten) und den PALS (periarterielle lymphatische Scheide mit T-Lymphozyten), die rote Pulpa besteht aus den Kapillarhülsen und Sinus. Je nach Anteil und Feinbau dieser Komponenten unterscheidet man verschiedene Milztypen deren Extreme die Sinusmilz (Hund) oder die Retikulummilz (übrige Haussäuger) sind. Beim Pferd überwiegt dabei die Speicherfunktion, beim Kaninchen die Abwehrfunktion

Die Lymphknoten

Bei allen folgenden Organen kommen in der Wand oder im Gekröse Lymphknoten der verschiedenen Lymphozentren vor. Sie enthalten als lymphoretikuläre Organe lymphoretikuläres Gewebe als Grundgerüst, umspült von den Sinus. Im Schnitt kann man Mark und Rinde unterscheiden. Während beim Fleischfresser deutliche Knoten vorliegen sind bei Großtieren, insbesondere bei Pferd und Schwein ganze Gruppen von Knoten zu finden. Beim Schwein liegt der inverse Lymphknotentyp vor, d.h. die Lymphgefäße treten am Hilus ins Innere und durch Randsinus und Kapsel treten die efferenten Gefäße wieder aus, während es bei dem Normaltyp genau umgekehrt ist. Die Lymphfollikel sind deshalb unterschiedlich gelegen, da sie immer der Gefahr (dem eintretenden Lymphstrom) zugewandt sind.

Studiere die Lage der Lymphknoten im Zusammenhang mit den verschiedenen Organen!

Die Atmunsorgane

Die Lungen

Die Lungen liegen rechts und links in den Pleuralhöhlen und umgeben fast vollständig den Herzbeutel. Bei Fleischfressern und Wiederkäuern können die Spitzen (Apex pulmonis) sogar die Brustkorbhöhle in den Cupulae pleurae überragen. Außen sind sie von Pleura pulmonalis (viszeralis) überzogen. Der Rippenwand liegt die Facies costalis, dem Mediastinum die Facies medialis und dem Zwerchfell die Facies diaphragmatica (Basis pulmonis) an. Dadurch ergeben sich der Margo dorsalis (obtusus) und der Margo ventralis und basalis (acutus). Die Medialfläche trägt die Abdrücke verschiedener Organe: Impressio aortica, -oesophagea, die Incisura cardiaca und den Sulcus venae cavae caudalis. Am Hilus pulmonis treten in die Lungenwurzel, Radix pulmonis mit den Hauptbronchen, Arterien und Venen ein. Von den Hauptbronchen (Bronchi principales) der Bifurkation der Trachea (wo auch die Lungenlymphknoten liegen) gehen die Lappenbronchen (Bronchi lobares) tierartspezifisch aus und sind Grundlage der jeweiligen Lobierung. Nur der Bronchus trachealis bei Schwein und Wiederkäuern entspringt isoliert aus der Trachea. Auf die Lappenbronchen folgen die Segmentbronchen und schließlich die Bronchuli. Die Lungenlappen, Lobi pulmonis, sind tierartlich unterschiedlich durch Fissurae

51

interlobares gegliedert; deshalb ist die Grundlage der Lappenbenennung der Bronchialbaum. Die kleinere, linke Lunge hat bei allen Haussäugern einen Lobus cranialis, der nur beim Pferd nicht in eine Pars cranialis und caudalis untergliedert ist, und einen Lobus caudalis. Die größere rechte Lunge hat beim Pferd einen Lobus cranialis, -caudalis und -accessorius, alle übrigen Haussäuger besitzen zudem einen Lobus medius. Der Lobus cranialis ist beim Wiederkäuer außerdem in eine Pars cranialis und eine Pars caudalis untergliedert.

Studiere die Lungen und den Bronchialbaum verschiedener Haustierarten an den ausgelegten Präparaten! Der obere Abschnitt der Atmungs- und Verdauungsorgane wird bei der Kopfpräparation berücksichtigt.

Die Verdauungsorgane

Die Leber

Die Leber, Hepar oder Jecur, liegt im intrathorakalen Teil der Bauchfellhöhle, direkt dem Zwerchfell mit der Facies diaphragmatica an. Die Facies visceralis grenzt tierartlich unterschiedlich an Magen, Darm und die rechte Niere, die entsprechende Eindrücke hinterlassen: Impressio oesophagea, -gastrica (nicht beim Wiederkäuer), -duodenalis, -renalis, adrenalis (fehlt dem Schwein), caecalis (nur beim Pferd), - reticularis und omasialis (nur beim Wiederkäuer). Der Dorsalrand, Margo dorsalis, ist stumpf, die Ventral- und Lateralränder, Margo ventralis et lateralis, sind scharf. Die Zwerchfellsfläche hat eine Verklebungsstelle, Area nuda und verschiedene Bandansätze zur Befestigung (besser als Plicae bezeichnet, da es eigentlich Serosenfalten sind! siehe Situs): seitlich die Ligg. triangularia, um die Hohlvene das Lig. coronarium. Auf der Viszeralfläche liegen außer beim Pferd die Gallenblase und bei allen die Leberpforte, Porta hepatis mit den Gefäßeintritten, dem Ductus hepatis dext. et sinist. und den Ligg. (Plicae) hepatoduodenale, -hepatogastricum und falciforme. Von der Impressio oesophagea am Dorsalrand bis zum Lig. teres hepatis einerseits und dem Sulcus venae cavae zur Gallenblase bzw. Impressio vesicae felleae anderseits und die Verbindung beider Linie durch die Leberpforte kann man vergleichend anatomisch die Leber in vier Teile gliedern: Pars dexter, Pars sinister, Pars supraportalis und Pars infraportalis hepatis, die tierartlich unterschiedlich mehr oder weniger Lappen und Fortsätze, durch Incisurae interlobares abgegrenzt, tragen: Lobus hepatis dexter (Wdk, Pfd), Lobus dexter lateralis et medialis (Sw, Flfr), Lobus quadratus, Lobus caudatus mit Proc. papillaris (nicht bei Sw. und Pfd) und Proc. caudatus, von dem das Lig. renale zur rechten Niere ziehen kann, Lobus hepatis sinister (Wdk.), Lobus hepatis sinister lateralis et medialis (Pfd., Sw., Flfr.). Die Lappen sind in Leberläppchen, Lobuli hepatis, gegliedert, was beim Schwein durch die stärkere, bindegewebige Abgrenzungen deutlich wird. Die Gallengänge sammeln sich zu dem Ductus hepatis communis aus dem Ductus hepatis dexter et sinister. Durch die Vereinigung mit dem Ductus cysticus der Gallenblase wird dieser zum Ductus choledochus, der im Duodenum, auf der Papilla duodeni major mündet. Die Pfortader bringt das nährstoffreiche Blut, die A. hepatica das sauerstoffreiche Blut in die Leber. Die Lebervenen münden in die V. cava caudalis. Die Lnn. hepatici oder portales liegen an der Leberpforte. Die Innervation geschieht über den vegetativen Plexus hepaticus.

Studiere die Leber und die Bauchspeicheldrüsen verschiedener Haussäuger anhand der ausgelegten Präparate!

Beim Pferd ist die rechte Seite der Leber durch den großen Blinddarm etwas nach links dorsal gedreht und beim Wiederkäuer ist die linke Seite der Leber durch den großen Pansen nach rechts ventral verschoben und gedreht.

Die Bauchspeicheldrüse, Pankreas

Die Bauchspeicheldrüse hat einen exokrinen Teil für den Pankreassaft und einen endokrinen Anteil (Inselapparat) für die hormonelle Kontrolle des Blutzuckers. Vom Körper, Corpus pancreatis, streben zwei Schenkel oder Lappen ab: der Lobus pancreatis dexter (Duodenalschenkel) ins Meso-duodenum descendens und der Lobus pancreatis sinister (Milzschenkel) in das tiefe Blatt des großen Netzes hinein. Über den Körper mit der Incisura pancreatis beim Fleischfresser und Wiederkäuer oder durch den Anulus pancreatis des Körpers bei Schwein und Pferd zieht die Pfortader zur Leber. Lassen sich bei den meisten Haussäugern Flächen und Ränder klar bestimmen, ist beim Pferd die Drüse wenig gegliedert und in die Verklebungszone der vorderen Bauchfellhöhle miteinbezogen, liegt also streng genommen retroperitoneal.

Der Gang der ehemals ventralen Anlage ist der Ductus pancreaticus (major), der auf der Papilla duodeni major mündet. Er fehlt dem Schwein und den Wiederkäuern oder ist sehr dünn. Der Gang der ehemals dorsalen Anlage ist der Ductus pancraticus accessorius, der auf der tierartlich unter-schiedlich (meist antimesenterial) gelegenen Papilla duodeni minor mündet. Auch die Bauchspeicheldrüse zeigt einen deutlichen Läppchenbau. Aus der A. coelica und der A. mesenterica cranialis kommen die Versorgungsgefäße (pancreaticoduodenalis cran/caud.). Die Lymphe fließt über die Lnn. pan-creaticoduodenales und -hepatici, beim Schwein und Hund auch die Lnn. lienales und gastrici, bei Pferd auch die Lnn.colici. Der Plexus pancreaticus versorgt die Drüse vegetativ.

Der Magen

Der Magen, Ventriculus oder Gaster ist bei den Wiederkäuern mehrhöhlig, bei allen anderen Haussäugern einhöhlig. Beim Fleischfresser kommt im Magen nur Drüsenschleimhaut vor, daher hat er einen einfachen Magentyp, während die anderen Haussäuger auch eine Pars proventricularis mit kutaner Schleimhaut und damit einen zusammengesetzten Magen besitzen. Die Gestalt des Magens ist vom Füllungszustand abhängig mehr oder we-niger spindelförmig abgeplattet, mit einer Facies parietalis kranioventral, mit einer Facies visceralis kaudodorsal gerichtet, der Mageneingang, Cardia mit dem Ostium cardiacum, links, der Magenausgang, Pylorus mit dem Ostium pyloricum, rechts, die Curvatura minor noch kraniodorsal, die Curvatura major nach ventrokaudal orientiert. An der kleinen Kurvatur liegt die Incisura angularis. Ihr gegenüber, an der großen Kurvatur, das Magenknie, Genu ventriculi. Durch diese Punkte kann man den Magenkörper, Corpus ventriculi von der Pars pylorica abgrenzen. Der Magenkörper zeigt mehr oder weniger deutlich eine ventrale Aussackung, den Fundus, oder bei Pferd eine die Kardia überragende Aussackung, den Saccus caecus. Bei Schwein ist ein kleineres Diverticulum ventriculi sichtbar. Die Pars pylorica, hat einen trichterförmigen Anfangsabschnitt, das Antrum, das schließlich in den Canalis pyloricus übergeht, wo beim Schwein ein Propf, Torus pyloricus, vorragt. Entlang der kleinen Kurvatur führt innen die Magenrinne, Sulcus ventriculi, Flüssiges von Schleimhautlippen flankiert direkt vom Körper zum Pylorus. Die Tunica muscularis, bildet mit dem Stratum circulare auch den M. sphincter pylori und besonders beim Pferd den M. sphincter cardiaci. Beim Pferd ist auch im Antrum die Ringmuskulatur zum Sphincter antri verstärkt. Von der Längsmuskulatur zweigen auch querlaufende Fasern als dritte Schicht, Fibrae obliquae (int. et ext.) ab, die mit schleifenförmigen Verlauf (Ansa cardiaca) die Sphinkteren mitbilden helfen. Die Tunica mucosa, wird nach Schleimhauttyp und vorherrschendem Drüsentyp eingeteilt in die Pars nonglandularis, die beim Pferd am auffälligem Margo plicatus endet, dort wo die Kardiadrüsenzone mit den Gld. cardiacae beginnt. Im Fundus liegen Gdl. propriae, die bei Hund auch mit Pylorusdrüsen gemischt sein können, und im Pylorus die Gdl. pyloricae vor.

Die Schleimhaut besitzt besonders bei Wiederkäuer große Längsfalten, Plicae gastricae. Im Feinrelief, sind die Areae gastricae durch Sulci gastricae getrennt sichtbar. In der Tiefe der Furchen sitzen die Magengrübchen, Foveolae gastricae, mit den Drüsenmündungen, was der Drüsenschleimhaut das samtige Aussehen verleiht. Die Befestigung erfolgt durch die Kardia und den Pylorus, weniger durch das Mesogastrium in Form des kleinen und großen Netzes, das aber die Magengefäße, A. gastica dextra et sinistra und A. gastroepiploica dextra et sinistra mit den querlaufenden Aa. gastricae brevia, und die Nerven des vegetativen Plexus gastricus zuführt. Neben den Lnn. gastrici wird die Lymphe auch durch benachbarte Lymphknoten abgeleitet.

Beim mehrhöhligen Magen der Wiederkäuer entwickelt sich der Pansen von der großen Kurvatur aus in die Lamellen des großen Netzes hinein, was dessen Topographie entscheidend ändern. Es ist nun keine einfache Schürze mehr, sondern durch den Ansatz in den Pansenlängsfurchen und am Mesoduodenum descendens eine fixierte Schicht rechts und ventral über dem Magen-Darmtrakt. Die Paries superficialis umschließt den ventralen Pansensack und die Bursa omentalis, die Paries profundus umschließt die Großteil des Darms und die Bursa supraomentalis. Nur das Blinddarmende und das Colon descendens sind kaudal hinter dem Umschlangsrand beider Lamellen zu sehen.

Studiere den Magen-Darmkanal der Haussäuger mittels der ausgelegten Präparate!

Vormagen der Wiederkäuer

Der Vormagen der Wiederkäuer hat drei Abteilungen: links der riesige Pansen (Rumen), vorn zum Zwerchfell die Haube (Reticulum) und rechts der Blättermagen, Omasum, der beim Rind größer, bei den kleinen Wiederkäuern kleiner als die Haube ist. Am **Pansen** lasssen sich zunächst Flächen, Krümmungen, Pole und Furchen ausmachen: Facies parietalis, -visceralis, Curvatura dorsalis, -ventralis, Extremitas cranialis, -caudalis. Den Furchen stehen im Inneren leistenartige Vorsprünge gegenüber, die Pansenpfeiler, Pilae, mit verstärkter Muskelschicht, die auch das Ostium intraruminale entstehen lassen. Der Sulci cranialis, -caudalis, -longitudinalis dexter und sinister grenzen den dorsalen und ventralen Pansensack, Saccus dorsalis und ventralis ab. Die Sulci coronarius dorsalis und ventralis (undeutlich bei Sf. und Zg.) grenzen den Saccus caecus caudodorsalis und ventralis ab, und der Sulcus accessorius dexter grenzt rechts die Panseninsel, Insula ruminis, ab. Der kraniale Sulcus und eine seichte Furche rechts vorn grenzen das Atrium vom dorsalen Pansensack ab, ventral liegt dort nur eine Bucht, Recessus ruminis. Der Sulcus ruminoreticulare ist die äußere Grenze zur Haube. **Reticulum** und **Omasum** haben wie der Labmagen, **Abomasum**, Flächen, Kurvaturen, einen Fundus und eine verbindende Magenrinne. Während die Pansenschleimhaut verhornte Zotten besitzt, hat die Haube Zotten und Leisten, die Waben abgrenzen. Der Blättermagen hat Blätter verschiedener Länge und Anordnung mit krallenartigen Papillen (Papillae ruminis, Cellulae-, Cristae reticuli, Papillae reticuli, Papillae unguiculiformes, Laminae omasi, Recessus interlaminares, Papillae omasi). Der Labmagen besitzt eine segelartige Klappe zum Blättermagen und große, spiralförmige Längsfalten (Vela abomasica, Plicae spirales abomasi).

Hundedarm

Am Hunde- und Katzendarm lassen sich alle Darmabschnitte in ihrer einfachsten Form gut studieren. Auch die Darmlage, die durch die embryonale Darmdrehung entstanden ist, wird hier nicht wie bei den anderen Haussäuger durch Entwicklung des Colon ascendens, eines Pansens oder durch den Blinddarm kompliziert. Bestimme deshalb zum besseren Verständnis zunächst am Hundedarm alle Abschnitte mit dem kranial offenen Duodenalhaken und dem kaudal offenen Colonhaken und die spezifischen Versorgungsgefäße und Lymphknoten:

Intestinum tenue (Beschreibung der Lage siehe Situs)
Duodenum: Pars cranialis, Flexura duodeni cranialis mit der Papilla duodeni major und minor, Pars descendens, Flexura duodeni caudalis bzw. Pars transversa, Pars ascendens, Plica duodenocolica, Flexura duodenojejunalis
Jejunum: Mitteldarmgeschlinge
Ileum: M. sphincter ilei, Papilla ilealis, Ostium ileale
Intestinum crassum

Caecum: Basis, Corpus, Apex, Ostium caecocolicum
Colon: Pars ascendens, -transversa, -descendens, Flexura dextra et sinistra
Rectum: Ampulla recti
Canalis analis: Linea anorectalis, -anocutanea, Zona columnaris, intermedia,
cutanea; Sinus und Gdl. anales et paraanalis, M. sphincter ani ext/int..

*Nun lassen sich die Darmabschnitte der übrigen Haussäuger mit
ihren Besonderheiten besser verstehen. Bestimme auch dort die
Abschnitte, Gefäße und Lymphknoten. Die einzelnen
Darmabschnitte der verschiedenen Tierarten sind beim Situs (siehe
dort) genauer besprochen.*

Schweinedarm
Duodenum
Ansa sigmoidea
Jejunum
Ileum
Caecum
Taenia caeci ventralis, -medialis, -lateralis
Haustra caeci
Plicae semilunares
Colon
Ansa spiralis coli
Gyri centripetales außen mit 2 Taenien und Haustrenreihen
Flexura centralis
Gyri centrifugales innen ohne Taenien
Ansa distalis coli
Rectum

Schaf- und Ziegendarm
Duodenum
Ansa sigmoidea
Jejunum
Ileum
Caecum
Colon
Colon ascendens
Ansa proximalis coli mit drei Schenkeln
Ansa spiralis coli

Gyri centripetales
Flexura centralis
Gyri centrifugales
Ansa distalis coli mit 2 Schenkeln
Colon transversum
Colon descendens
Rectum

Rinderdarm
Duodenum
Ansa sigmoidea
Jejunum
Ileum
Caecum
Colon
Colon ascendens
Ansa proximalis coli mit drei Schenkeln
Ansa spiralis coli
Gyri centripetales
Flexura centralis
Gyri centrifugales
Ansa distalis coli mit 2 Schenkeln
Colon transversum
Colon descendens
Colon sigmoideum
Rectum

Pferdedarm
Duodenum, Jejunum, Ileum
Caecum
Basis, Corpus, Apex
Curvatura caeci major/minor
Taenia dorsalis, -ventralis, -medialis, -lateralis
Haustra-, Plicae semilunaris
Ostium caecocolicum
Valva caecocolica
M. sphincter caeci
Colon ascendens (crassum)
Collum coli

Colon ventrale dextrum et sinistrum
Flexura sternalis et pelvina
Colon dorsale dextrum et sinistrum
Ampulla coli
Flexura diaphragmatica
Taenia mesocolica lateralis et medialis
Taenia libera lateralis et medialis
Haustra-, Plicae semilunares
Colon transversum
Colon descendens, Rectum

Die Harnorgane

Die Nieren

Nach dem Aufstieg der Nierenanlage liegt das paarige Organ an der dorsalen Körperwand, lumbal, rechts und links der Wirbelsäule, tierartlich etwas unterschiedlich, beim Hund vom letzten Brust- bis zum 4. Lendenwirbel, wobei die rechte Niere etwas weiter kranial liegt. Nur die Facies visceralis ist vom Peritoneum überzogen, so daß die Nieren retroperitoneal gelagert sind. Der Außenrand ist konvex (Margo lateralis), der Innenrand (Margo medialis) zum Hilus eingezogen, mit den ein- und austretenden Leitungsstrukturen. Um die fibröse Kapsel (Capsula fibrosa) liegt eine mehr oder weniger ausgedehnte Fettkapsel (Capsula adiposa).

Nierentypen

Nach dem äußeren und inneren Erscheinungsbild, abhängig vom Verschmelzungsgrad der Anlage, unterscheidet man verschiedene Nierentypen. Sind die embryonalen Nierenlappen (Renculi) äußerlich verwachsen, liegt eine glatte Niere vor. Ist die Lappung durch Furchen noch zu ahnen, liegt eine gefurchte Niere vor (einige Meeressäuger). Sind die Lappen noch deutlich sichtbar, liegt eine gelappte Niere oder Renculusniere vor (Rind). Auch innen, vom Nierensinus aus, kann die Verschmelzung unterschiedlich sein. Sind die Nierenlappen nicht vollständig verschmolzen, stoßen ihre Nierenpapillen getrennt in das Nierenbecken (Pelvis renalis) vor; es handelt sich dann um eine mehrwarzige Niere (Schwein). Verwachsen die Papillen, so spricht man von einwarzigen Nieren. Dabei kann eine gemeinsame Papille ins Nierenbecken ragen (Nager), oder die Papillen sind hinterein- ander zu einer langstreckten Leiste verwachsen. Beim Fleischfresser und den kleinen Wiederkäuern liegt so eine Leiste vor, wobei sich seitlich die Lappen noch in Ausbuchtungen des Nierenbeckens vorwölben und auf diese Weise so genannte Pseudopapillen (ohne Ductus papillaris) bilden. Beim Pferd haben die Pollappen keinen direkten Zugang mehr zu der gemeinsamen Leiste, sondern münden in kanalartige Vorstöße des Nieren- beckens (Recessus terminalis). Beim Rind sind auch innen die meisten Lappen mit ihren Papillen getrennt, so daß kein einheitliches Nierenbecken, sondern einzelne Kelche des Harnleiters die Papillen der einzelnen Lappen umschließen.

Nierenbau

Am Schnitt läßt sich das Nierenparenchym grob in Mark und Rinde unter- gliedern. Die Rinde ihrerseits kann man an frischen Schnitten durch die Niere in ein Labyrinth von feinsten Nierenkörperchen (Corpuscula renis, Malphigische Körperchen) und Anschnitten der Nierenkanälchen, Tubuli renis, der Pars convoluta einseits und anderseits in eine gestreifte Pars radiata einteilen. Beide Teile wechseln alternierend ab, wobei die Abschnitte der Pars radiata zwar nicht ganz die Oberfläche erreichen, aber dafür bis ins Mark gehen und folgerichtig als Markstrahlen benannt sind.

An der Grenze der Nierenlappen wölbt sich die Rindensubstanz als Nieren- säulen, Columnae renales, gegen das Mark vor; dort verlaufen die Lappen- arterien. So wirkt die Rindsubstanz eines Lappens wie eine Kalotte, die auf der zur Papille zugespitzten, Marksubstanz sitzt: die Markpyramide. Das Mark erscheint meist heller, streifig und läßt sich je nach Tierart (abhängig vom Feinbau) noch weiter untergliedern, zumindest sind eine Außen- und eine Innenzone deutlich, bedingt durch den Verlauf der Tubuli und Sammelrohre.

Der Feinbau der Niere wird in der mikroskopischen Anatomie genau studiert, hier soll nur zum besseren Verständnis die funktionelle Einheit und die versorgenden Gefäße kurz beschrieben werden.

Das sogenannte Nephron als funktionelle Einheit besteht aus dem Nierenkörperchen, einem Kapillarknäuel, Glomerulum, von der Bowmannschen Kapsel umgeben, und den Nierenkanälchen. Vom Nierenkörperchen aus steigt der proximale Tubulus oder das Hauptstück mit einem gekäulten und einem geraden Teil im Lauf einer Schleife, der Henleschen Schleife, bis ins Mark ab. Typ- und artunterschiedlich wird ein Teil der Schleife von einem sehr dünnen Überleitungsstück gebildet, das dann in den distalen Tubulus übergeht. Der distale Tubulus steigt mit einem geraden Teil wieder auf, geht ebenfalls in einen gekäulten Teil und das Verbindungsstück über, das in das Sammelrohr mündet. Die Sammelrohre, aus dem Ureterensproß gebildet, gehört nicht mehr zum Nephron. Die Sammelrohre sind verzweigt und münden in mehrere Ductus papillaris an der Area cribrosa der Papille bzw. Leiste ins Nierenbecken.

Die Nierengefäße gehen als Äste der A/V. renalis (aus der Aorta bzw. V. cava caud.) vom Hilus ins Parenchym, laufen als A/V. interlobaris zwischen den Lappen, ihre Grenzen anzeigend, laufen über bogenartige Gefäße (A/V. arcuatae) an die Mark-Rindengrenze und zweigen sich radiär gegen die Oberfläche zu den A/V. interlobularis auf und markieren so die Grenze von sogenannten Rindenläppchen.

Harnleiter, Harnblase und Harnröhre

Die harnableitenden Wege beginnen mit dem Nierenbecken und setzen sich in den Harnleiter fort. Wegen der Druckschwankungen und der Harninhaltsstoffe haben die harnableitenden Wege eine sehr dehnbare Schleimhaut mit besonderen Schutzeinrichtungen. Beim Pferd kommen im Nierenbecken auch Schleimdrüsen vor. Die Wand der Harnleiter enthält glatte Muskulatur. Am Hilus beginnt der retroperitoneale, abdominale Abschnitt der Harnleiter, die konvergent nach kaudal, in die Plica urogenitalis, in Richtung Harnblase ziehen. Damit ist der pelvine Abschnitt intraperitoneal und mit einem Gekröse ausgestattet. Die Harnleiter ziehen dann schräg durch die starke Muskulatur der Harnblase, wölben nach innen die Columnae uretericae vor und münden konvergierend in ihrem distalen Abschnitt mit dem Ostium ureteris. Von diesen Mündungen aus laufen zwei Falten (Plicae uretericae) zusammen und bilden so das Trigonum vesicae, dessen Spitze zum Hals der Harnblase (Cervix) ragt. Von dieser Spitze aus läuft ein Schleimhautwulst, Crista urethralis, in die nun beginnende Harnröhre ein. Der Harnröhrenbeginn, Ostium urethrae internum ist in seiner Wand von sphinkterartiger Muskulatur umgeben. Die Harnröhre ist beim weiblichen Geschlecht kurz, beim männlichen Geschlecht sehr lang und mündet vergleichend anatomisch im Sinus urogenitalis. Einzelheiten dazu werden beim den Geschlechtsorganen erörtert. Die Harnblase besitzt außer den Körper und Hals einen Scheitel, der event. als Urachusrest einen kleinen Zapfen trägt. Von den Seiten ist die Harnblase durch die Ligg. lateralia vesicae und ventromedian durch das Lig. medianum vesicae (bzw. Plicae -siehe Situs) befestigt. Die seitlichen Bänder können beiderseits Reste der Nabelarterien als Lig. teres vesicae enthalten.

1. Studiere die Nieren der verschiedenen Haussäuger an den ausgelegten Ganz- und Schnittpräparaten.

2. Betrachte die Harnblase, die Harnleiter und die Harnröhre und versuche an den Präparaten ihre Topographie zu verstehen.

a) Schwein

Die glatte, mehrwarzige Niere des Schweins ist etwas länglich, bohnenförmig und beiderseits mit dem Vorderpol in Höhe des 1. Lendenwirbels zu finden. Die Calices minores umschließen die Papillen und münden in die verzweigten Calices majores.

b) Fleischfresser

Die glatte, einwarzige Niere vom Hund ist bohnenförmig, bei der Katze gedrungen bohnenförmig, wobei die rechte deutlich weiter kranial in Höhe des letzten Brustwirbels, liegt und an der Leber die Impressio renalis hinterläßt. Die Einheitspapille ist leistenförmig, die Markpyramiden wölben sich seitlich zu den Pseudopapillen in entsprechende Recc. lateralia pelvis des Nierenbeckens vor. Es handelt sich also um pseudopapilläre Leisten-nieren. Bei der Katze fallen schon an der Oberfläche die verzweigte Vv. capsulares auf.

c) Rind

Das Rind hat eine Renculusniere mit bis zu 25 äußerlich sichtbaren Lappen, wobei einige aus mehreren Pyramiden aufgebaut sind. Die rechte Niere ist platt, unregelmäßig bohnenförmig und hat in Höhe des letzten Brustwirbels mit der Impressio renalis Kontakt zur Leber. Die linke Niere hat einen verdickten kaudalen und einen spitzen kranialen Pol, wirkt wie um den Hilus verdreht. Ihre Facies ruminalis ist abgeflacht. Durch die Pansen-entwicklung wurde sie nach rechts, hinter die rechte Niere bis zum 5. Lendenwirbel verschoben und gedreht, so daß der Hilus mehr dorsal und die Niere mit einem Gekröse intraperitoneal liegt. Ein einheitliches Nieren-becken fehlt, die Calices renales sind direkt den Harnleitern angeschlossen.

d) Kleine Wiederkäuer

Schaf und Ziege haben glatte einwarzige, pseudopapilläre Leistennieren, wie die Fleischfresser. Die umfangreiche Fettkapsel hat aber das typische, helle feste Fett der Wdk.. Die rechte Niere liegt ebenfalls weiter vorn, die Linke ist wie beim Rind durch den Pansen nach rechts, hinter die rechte Niere verlagert.

e) Pferd

Die Pferdenieren sind glatt, einwarzig. Die linke Niere ist bohnenförmig mit dem Lig. lienorenale zur Milz. Die rechte Niere ist herzförmig und liegt weiter vorn, meist bis zur 16. Rippe mit Leberkontakt und einer

Verwachsung mit dem Blinddarmkopf. In das Nierenbecken ragt die einheitliche Crista renalis, zu den Seiten laufen Recessus terminales. Deshalb wird die Pferdeniere auch Recessusniere genannt. Auffällig sind die vom Hilus aus verzweigten Gefäße, die von außen in das Parenchym eintreten, sogenannte invadierende Rindengefäße. Beim Pferd kommen im Nierenbecken Gdl. uretericae vor.

Die Geschlechtsorgane

Die männlichen Geschlechtsorgane

Die Geschlechtsorgane umfassen die Organe, die zur Bildung der Keimzellen, ihrem Transport, ihrer Befruchtung, ihrer Entwicklung und der Begattung dienen. So lassen sie sich entsprechend in die keimbereitenden, keimleitende, keimbewahrende und die Begattungsorgane unterscheiden. Beim männlichen Geschlecht sind die keimbereitenden Organe die Hoden, die keimleitenden Organe der Nebenhoden, Samenleiter und der Canalis urogenitalis, und das Begattungsorgan ist der Penis. Die Begattungsorgane bezeichnet man auch als äußere Geschlechtsorgane, die keimbildenden, - keimleitenden Organe und die akzessorischen Geschlechtsdrüsen, als die inneren Geschlechtsorgane; nicht zu verwechseln mit den äußeren oder sekundären Geschlechtsmerkmalen, die auch andere geschlechtsspezifische Ausbildungen bestimmter Organe umfaßen wie z.B. die Mamma, die nicht zu den Geschlechtsorganen gehört, aber in geschlechtsspezifischer Ausbildung zu den sekundären Geschlechtsmerkmalen zählt. Innere und äußere Geschlechtsorgane gehören zu den primären Geschlechtsmerkmalen, beide werden von den Geschlechtshormonen beeinflußt. Die Geschlechtsorgane entstehen in enger Beziehung zum Harnapparat, weshalb sie auch beide als Harn- und Geschlechtsapparat zusammengefaßt werden (Einzelheiten siehe Studienführer Histologie und Embryologie).

Gekröseverhältnisse und Hodenabstieg, Descensus testis

Urniere und Gonadenanlage sind von der Plica urogenitalis (meso-nephridica) überzogen. Wenn die Gonaden absteigen und die Urniere sich zurückbildet, wird der kraniale und kaudale Teil dieser Bauchfellfalte zu den Keimdrüsenbändern, der Mittelteil zum Mesorchium. Das kraniale Keim-drüsenband ist das Lig. suspensorium testis. Das kaudale Hodenleitband (Lig. inguinale testis, Gubernaculum testis) kreuzt den Wolffschen Gang und wird so in ein proximales Lig. testis proprium vom Hodenschwanzpol zum Nebenhodenschwanz und in ein distales Lig. caudae epididymidis vom Nebenhodenschwanz zum Grund des Processus vaginalis zerlegt, das sich als Lig. scroti in den Hodenhüllen fortsetzt. Embryonal zieht es zu den extraabdominalen Skrotalwülsten. Dort stülpt sich am inneren Leistenring (Anulus inguinalis int.) das Bauchfell und die Faszie über das Leitband, das sich später hormonell gesteuert verkürzt und Hoden, Nebenhoden und Samenstrang in den sich bildenden Processus vaginalis zieht. Beim Wdk. findet das im letzten Drittel der Gravidität, beim Sw. und Pfd. um die Geburt und beim Flfr. 4-8 Wochen nach der Geburt statt. Bei einigen Wildsäugern bleibt der Hoden in seiner abdominalen Lage oder steigt wieder auf. Unterbleibt bei den übrigen Säugern der Abstieg, spricht man von Kryptorchismus, der ein- oder beidseitig, vollständig oder unvoll-ständig, abdominal oder inguinal vorliegen kann.

Der Hoden

Der Hoden, Testis oder Orchis, ist ein paariges Organ und mit dem Nebenhoden in einer gemeinsamen Hülle untergebracht. Er ist oval, etwas abgeplattet und tierartlich unterschiedlich groß, aber ohne festes Verhältnis zum Körpergewicht. Relativ groß sind die Hoden vom Sf. (bis 300g), Zg. (-150g) und Eber (300-800g), während der Flfr. relativ kleine (10-80g), kuglige Hoden besitzt; Rd. und Pfd. liegen dazwischen (-300g). Bei den Hsgt. gibt es keinen deutlichen Zyklus wie bei wildlebenden Säugern (Elefant), daher auch keine starken Größenschwankungen. Bei Labornagern kommen gewisse Schwankungen mit dem periodischen Auf- und Abstieg vor.

Die Lage im Hodensack bzw. zum Körper ist tierartlich unterschiedlich, deshalb unterscheidet man nach der Lage zu Nebenhoden das Kopfende, Extremitas capitata, und das Schwanzende, Extremitas caudata, den Nebenhodenrand, Margo epididymalis, an dem auch das Mesorchium inseriert, den freien Rand, Margo liber, und eine Facies lateralis und medialis. Der Bauchfellüberzug (Epiorchium) ist mit der Kapsel, Tunica albuginea, verwachsen, eine derb fibröse Hülle mit den Zweigen der A./V. testicularis in arttypischem Verlauf. Von der Kapsel aus ziehen Bindegewebssepten, Septula testis, ins Innere und liefern außer beim Hengst (dort nur an der Extremitas capitata) einen in der Längsachse verlaufenden Bindegewebskörper, Mediastinum testis. Die Septen unterteilen das Parenchym in Läppchen, Lobuli testis, mit Gruppen von gewundenen Hodenkanälchen, Tubuli seminiferi contorti, die mit gerade Endabschnitten, Tubuli recti, in das Rete testis münden, ein Netz von Spalträumen im Mediastinum testis. Über das Rete werden schließlich die Samenfäden zu den Ductuli efferentes geleitet. Die Samenkanälchen haben 130-300 µm Durchmesser. Sie sind vom Samenepithel ausgekleidet, das in unterschiedlichen Querschnittsbilder (Samenepithelzyklus) das morphologische Substrat der hier stattfindenden Spermatogenese ist. Zwischen den Kanälchen liegen die Leydigschen Zwischenzellen, epitheloide Zellen, die Hormone bilden.

Der Nebenhoden

Der Nebenhoden, Epididymis, besteht aus dem Kopf, Caput epididymidis, Körper, Corpus, und Schwanz, Cauda epididymidis, und lagert sich dem Hoden in Längsrichtung an bzw. ist mit ihm verwachsen. Das Schwanzende trägt das Lig. testis proprium zum Schwanzende des Hodens. Zwischen Hoden und Nebenhodenkörper liegt lateral die Bursa testicularis. Sie reicht bis zur Aufspaltung des Mesorchium proximale in das distale Hoden- und das Nebenhodengekröse. Der Nebenhodenkopf enthält die 12-24 Ductuli efferentes, die aus dem Rete hervorgehen, am Kopfende die Tunica albuginea durchbrechen und sich im Nebenhodenkopf stark geschlängelt zu den keilförmigen Läppchen, Lobuli (Coni) epididymidis zusammenlegen. Es sind Epithelschläuche mit glatter Muskulatur in der Wand, die in den

Nebenhodenkanal, Ductus epididymidis, münden, der seinerseits im Nebenhodenschwanz in den Samenleiter mündet. Der Nebenhodenkanal ist außerordenlich lang (Ktz. 1-3, Hd. 5-8, Sw. 17-18, kl. Wdk. 47-52, Rd. 40-50, Pfd.72-81m) und deshalb stark geschlängelt und bildet die Grundlage des Nebenhodens. Der Bau ist ähnlich wie bei den Ductuli efferentes. Hier reifen die Samenzellen unter Wirkung des Nebenhodensekrets aus und werden gespeichert. Bei der Ejakulation werden sie durch peristaltikartige Kontraktionswellen der glatten Muskelzellen in den Samenleiter transportiert. Am Kopfende des Hoden können eventuell als Rest des Müllerschen Ganges ein Appendix testis und am Nebenhodenkopf als Rest des Wolffschen Ganges ein Appendix epididymidis ausgebildet sein. Dem Nebenhodenkanal benachbart finden sich gelegentlich blind endende Urnierenkanälchen, Dct. abberantes. Als Paradidymis wird das kleine Rudiment der Urniere bezeichnet, das zwischen Nebenhodenkopf und Ductus deferens liegen kann.

Der Samenleiter, Ductus deferens

Der Samenleiter, Ductus deferens, stellt die Fortsetzung des Nebenhodens dar und verbindet diesen mit dem Beckenstück der Harnröhre. Er beginnt am Nebenhodenschwanz, läuft leicht geschlängelt medial am Hoden entlang und bildet weiter distal mit den Gefäßen und Nerven zusammen den Samenstrang, Funiculus spermaticus. Der Samenleiter liegt in einer eigenen Bauchfellfalte, Mesoductus deferens (Samenleitergekröse). Die Plica urogenitalis, die Ursprung des Samenleitergekröse ist, bildet als Platte zwischen Harnblase und Rectum das Lig. interdeferentiale (interductibus) und das Gekröse der Harnleiter. Hier können auch Reste der Müllerschen Gänge als Uterovagina masculina liegen. Der Endabschnitt schwillt spindelförmig zur Ampulla ductus deferentis an. Beim Pfd. ist sie fingerstark, bei Wdk. und Hd. unauffällig und fehlt bei Ktz und Sw.. In jedem Fall ist aber der Endabschnitt mit Drüsen (Glandulae ampullae) ausgestattet. Der enge Mündungsabschnitt ist der Ductus ejaculatorius, der mit dem weiten Ostium ejaculatorium auf einem Schleimhautwulst, dem Samenhügel, Colliculus seminalis, von dorsal in das Beckenstück der Harnröhre einmündet. Der Samenhügel schließt sich an die Crista urethralis an. Die Wand des

Samenleiters ist derbmuskulös mit mehrreihigem, prismatischen Epithel als Innenauskleidung.

Die Gefäßversorgung

Die Gefäßversorgung für den Samenleiter ist die A. ductus deferentis, für Hoden und Nebenhoden die A. testicularis. Sie kommt direkt aus der Aorta, läuft über die Plica vasculosa, tritt im Samenstrang als dichtes Knäuel an der Extremitas capitata zum Margo epididymalis über, läuft als Marginalarterie zur Extremitas caudata und teilt sich in einen lateralen und medialen Ast. Die Äste ziehen verzweigt und mehr oder weniger stark geschlängelt auf die Hodenflächen. Beim Hund und Katze ist sie schwach verzweigt, bei Pferd und Schwein ist sie besenreiserartig verzweigt, nur leicht geschlängelt, beim Rind stark verzweigt und geschlängelt und bei Ziege und Schaf gibt es mehrere geschlängelte Gefäße.

Aus diesen Ästen gehen die Zentripetalarterien hervor, die in den Hodensepten zur Achsen laufen, wo sie im Mediastinum knäuelartige Windungen haben und als Zentrifugalarterien zur Kapsel zurücklaufen. Die Zentrifugalgefäße entlassen die Kapillaren, die die Kanälchen umspinnen. Der venösen Abfluß geschieht zum Teil über Venen neben den Ductuli efferentes, sonst radiär und intertubulär zur Organkapsel. Am Samenstrang fließen die Venen in ein Wundernetz ein, das Rankengeflecht, Plexus pampiniformis, genannt wird. Es verschlingt sich mit dem arteriellen Rankenkonvolut und dient somit primär zur Kühlung des arteriell zufließenden Blutes.

Hodenhüllen

Der Hodensack, Scrotum, paßt sich mit seinen Schichten dem Organ in Form und Umfang an, und stellt Abspaltungen der Bauchwandschichten dar:

1. Die Haut, ist hier relativ dünn, oft besonders pigmentiert mit vielen Schweiß- und Talgdrüsen, stark behaart bei Sf. und Ktz., weniger behaart bei Rd. und Pfd., schwach behaart beim Sw., dort aber dicker und runzlig borkig.

2. Die Tunica dartos, eine spezialisierte Unterhaut aus glatter Muskulatur mit viel elastischen Fasern. Sie ist auch an der Bildung des Septum scroti beteiligt und zieht mit einzelnen Fasern bis ins Corium. Außen markiert sich das Septum als Hodensacknaht, Rhaphe scroti. Die Tunica dartos ist an der Regulation von Stand und Höhe (Temperatur) der Hoden beteiligt. Über das Str. subdartoicum, lockeres Bindegewebe, ist sie mit den folgenden Fascien verbunden.

3. Die äußere Rumpffascie liegt hier als Fascia spermatica ext., mit einem oberflächlichen und tiefen Blatt vor. Dazwischen liegt jeweils etwas lockeres interfasciales Bindegewebe, in das tiefe Blatt (F. cremasterica) ist der quergestreifte M. cremaster (externus), der äußere Hodenheber eingelagert.

4. Die innere Rumpffascie ist hier als Fascia spermatica int. (F. transversa) vertreten.

5. Das Bauchfell, Lamina parietalis der Tunica vaginalis.

Die innere Rumpffascie und das Bauchfell bilden den Scheidenhautfortsatz, Processus vaginalis peritonei, die anderen Schichten bilden die Hodenhüllen. Der Processus vaginalis enthält im Corpus vaginale das Cavum vaginale mit Hoden, Nebenhoden und Samenleiter. Der schlanke Hals, Collum, enthält den Canalis vaginalis mit dem Samenstrang, Funiculus spermaticus, und mündet am Anulus vaginalis, dem durch das Bauchfell gebildeten Scheidenhautring in der Bauchhöhle. Beim Hengst kann die schlitzförmige Öffnung bis 5 cm lang sein, was man bei der Kastration beachten muß.

Skrotumlage

Beim Kater liegt der Hodensack zwischen After und Penis. Die Hoden sind klein, fast kugelförmig, ihre Schwanzseite ist nach kaudal gerichtet, die Nebenhoden sitzen dorsolateral auf. Beim Rüden ist das Skrotum mehr zum Zwischenschenkelspalt gerückt. Die Haut ist dünn, spärlich behaart und pigmentiert. Beim Eber sitzt das Skrotum breit dem Mittelfleisch auf, die Extremitas caudata der Hoden ist afterwärts gerichtet, der Margo liber zeigt nach kaudal. Der Samenstrang ist lang. Beim Wdk. ist das Skrotum weit nabelwärts vorgerückt in die Regio pubica, mit deutlichem Halsteil abgesetzt, beutelartig (Bocksbeutel) herabhängend. Der Hoden liegt fast senkrecht mit der Extremitas caudata distal gerichtet, der Nebenhoden-schwanz buchtet den Fundus scroti deutlich aus. Die Samenstränge sind deshalb im Halsteil gut zu fühlen und Kastration durch Quetschen der Samenleiter möglich. Beim Hengst liegt das Skrotum zwischen den Schenkeln in der Regio pubica, die Hoden sind kraniokaudal geneigt, der Margo liber kranioventral. Die Samenstränge steigen lateral am Penis entlang steil zum Leistenring auf.

Der Samenstrang

Der Samenstrang, Funiculus spermaticus, beginnt an der Extremitas capitata testis, reicht bis zum Anulus vaginalis und besitzt ebenfalls einen Serösenüberzug und ein Gekröse, Mesofuniculus. Er enthält: 1/2. die A/V. testicularis mit einem Nebengekröse, Plica vasculosa, 3. Lympghgefäße zu den Lnn. iliaci medd. und lumbales aortici, 4. den Plexus testicularis aus dem Pl. pelvinus (außen läuft auch der N. genitofemoralis entlang), 5. den Samenleiter, ebenfalls im eigenen Gekröse, Mesoductus deferens, mit 6/7. der A./V. mesoductus deferens, und event. 8. glatte Muskulatur als M. cremaster internus. Die Länge ist vom Abstand der Hoden zum äußeren Leistenring abhängig: beim Hengst relativ kurz, beim Wdk. länger und bei Eber und Flfr., über den ganzen Zwischenschenkelspalt ziehend, sehr lang.

Akzessorische Geschlechtsdrüsen

Die akzessorische Geschlechtsdrüsen, Glandulae genitales accessoriae, sind tierartlich unterschiedlich ausgebildet um das Beckenstück der Harnröhre gruppiert, hormonanhängig in Ausbildung und Sekretion, denn bei Frühkastraten sind sie unvollkommen entwickelt, bei Spätkastraten atrophiert.

1. Samenleiterampulle, Ampulla ductus deferentis

Die Samenleiterampulle ist bei Hd., Wdk. Pfd. ausgebildet, aber fehlt dem Sw. und der Ktz, obwohl auch diese Hsgt. Gdl. ampullae im Endabschnitt des Samenleiter haben.

2. Samenblasendrüse, Glandula vesicularis

Die Samenblasendrüse liegt paarig, seitlich vom Harnblasenhals, ragt in die Plica urogenitalis hinein und flankiert lateral die Ampullen, beim Pfd. in Form einer dickwandige Blase (Vesicula seminalis), 10-15 cm lang und 3-6 cm dick. Beim Wdk. ist es die größte akzessorische Drüse, derb höckrig, hat S-förmige Gestalt, ist bis 80 g schwer, 7-12 cm lang; bei kl. Wdk. gedrungen, 3-4 cm lang. Beim Sw. ist es eine derb höckrige Drüse in dreiseitiger Pyramidenform, mit der Spitze nach kaudal, 7-12 cm lang, 6-8 cm breit und 3-5 cm dick! Der Flfr. hat keine Samenblasendrüse. Beim Sw., und Wdk. liegt typischer Läppchenbau einer tubuloalveolären Drüse mit weiten Sekretsammelräumen (Stapeldrüse) vor. In der Wand der Endstücke und der Kapsel befindet sich viel glatte Muskulatur. Beim Pfd. liegen innen Falten und Krypten, von denen verästelte, alveolär erweiterte Drüsenschläuche abgehen. Bei Pfd. und Wdk. münden sie mit dem Ductus excretorius, zusammen mit dem Ductus ejaculatorius auf dem Colliculus seminalis, während sie beim Sw. selbständig oder zusammen in einer Schleimhautnische münden.

3. Vorsteherdrüse, Glandula prostatica, Prostata

Die Prostata ist bei allen Hsgt. vorhanden, aber unterschiedlich stark ausgebildet: relativ groß beim Flfr., mit einem Corpus prostatae dem Beckenstück der Harnröhre aufsitzend und einer Pars disseminata um die Harnröhre angeordnet. Beim Hund ist der Körper groß, halbkuglig, mit einem rechten und linken Lappen um die Harnröhre. Bei der Katze ist der Körper kleiner dorsal mit einem Sulcus ausgestattet, während die Pars disseminata nur spärlich ausgebildet ist. Bei Rind und Schwein liegen nur kleine Körper, 3-4 cm lang, 2-3 cm breit, 1 cm dick, aber eine ausgedehnte Pars disseminata um die Harnröhre vom M. urethralis umhüllt, vor. Die kleinen Wdk. haben nur eine Pars disseminata, die beim Sf. ventral die Harnröhre nicht ganz umfaßt. Beim Pfd. hat sie 5-9 cm lange, 3-6 cm breite derbe Lappen, Lobi prostatae, die seitlich der Harnröhre anliegen und durch eine dorsale Brücke, Isthmus prostatae, verbunden sind. Seitlich am Colliculus liegen zahlreiche Ausführungsgänge. Die Pars disseminata fehlt dem Pfd.. Die Prostata stellte eine verästelte, alveoläre Drüse mit viel glatter Muskulatur um die Endstücke dar, Sammelräume stapeln das Sekret. Die Pars disseminata ist bei Sw. und Wdk. in radiären Drüsenläppchen ange-ordnet, die aus einzelnen Tubuli besteht mit Mündungen neben dem Colliculus seminalis in den Sinus prostaticus.

4. Harnröhrenzwiebel, Glandula bulbourethralis

Sie liegt paarig am Beckenende der Harnröhre im Bereich des Bulbus penis, fehlt beim Hund und ist bei der Katze sehr klein. Beim Schwein ist sie sehr groß, 17-18 cm lang, 5 cm dick, vom dem speziellen M. bulboglandularis vollständig umgeben und liegt als walzenförmiger Körper beiderseits der Harnröhre dem Beckenboden auf und mündet paarig unter dem Bulbus. Bei Rind und Pferd ist sie dorsal hügelig, kolbig etwa walnußgroß, hasel-nußgroß beim kleine Wdk., jede mit einem Ausführungsgang. Sie stellt eine verästelte tubulöse Drüse mit Sammelräumen dar. Wand und Kapsel sind mit glatter Muskulatur ausgestattet.

Die Samenflüssigkeit besteht aus dem Sekret der akzessorischen Ge-schlechtsdrüsen und den Samenfäden (+ Samenplasma), Sperma genannt. Bei Sw. in einzelnen Fraktionen abgegeben. Farbe, Viskosität und Menge sind tierartlich unterschiedlich:

Ktz, Sf , Zg 0,5-1, Bulle 2-8, Hd. 3-15, Hengst 50-150, Eber 200-500ml

Die Zahl der Spermien ebenfalls sehr unterschiedlich:

Rüde, Sw. ca. 100 000, Hengst 120 000, Bulle 1 Mio., Sf, Zg. 2,5-3 Mio. (Angabe/ml). Zur Beurteilung spielt neben der Menge und Zahl der Spermien auch deren Vitalität und Normalausbildung eine Rolle.

Die männliche Harnröhre

Die männliche Harnröhre, Urethra masculina, wird in drei Abschnitte unterteilt. Vergleichend-anatomisch wäre die Harnröhre beim männlichen Geschlecht eigentlich nur der sehr kurze Abschnitt vom Ostium urethrae internum am Blasenhals bis zum Samenhügel. Das entspricht der Pars praeprostatica des Beckenstücks (Pars pelvina) der Harnröhre nach der üblichen Einteilung. Der zweite Abschnitt des Beckenstücks, die Pars prostatica mit den Mündungen der akzessorischen Geschlechtsdrüsen und des Samenleiter, ist nicht nur Harnweg, sondern auch Samenweg und wäre deshalb vergleichend als Canalis urogenitalis anzusprechen. Er reicht vom Colliculus seminalis bis zum Beckenausgang. Dieser Teil ist manschettenartig vom M. urethralis umhüllt. Es folgt schließlich der dritte Abschnitt, das Penisstück (Pars penina) oder Harnröhrenschwellkörperteil, Pars spongiosa urethrae im Sulcus urethralis. Die Schleimhaut liegt in Längsfalten und trägt das Übergangsepithel und beim Rd auch Lymphfollikel, beim Pfd. und Sw. auch Drüsen, Gdl. urethrales.

Der Penis

Der Penis ist das männliche Begattungsorgan. Die Oberseite ist zum Bauch gerichtet, Dorsum penis, die Unterseite, Facies urethralis, zur Harnröhre. Er beginnt mit der Peniswurzel, Radix penis, am Beckenausgang, wo er mit den Schenkeln des paarigen Schwellkörpers am Arcus ischiadicus ansetzt. Der Penisschaft, Corpus penis, schiebt sich außer beim Kater in den Zwischenschenkelspalt ein, flankiert von den Samensträngen, von der F. supf. und prof. penis umhüllt. Beim Hund rund und dorsal leicht konkav, beim Schwein mehr kaudal, beim Rind mehr kranial in eine S-förmige Schleife gelegt, Flexura sigmoidea penis. Beim Pferd ist der Penis seitlich abgeflacht, leicht dorsal konkav und dann konvex gekrümmt. Die Eichel, Glans penis, ragt außer bei Kater nach vorn, ist von der Vorhaut, Praeputium, bedeckt und stellt den Spitzenteil des Penis dar, Pars libera penis, die den Glanzschwellkörper (oder ähnliche Bildungen) enthält. Der Penis enthält zwei Schwellkörpern: Corpus cavernosum penis und Corpus spongiosum penis.

a) Corpus cavernosum penis

Der obere ist der paarige Penisschwellkörper versteift den Penis bei der Erektion und setzt mit paarigen derben Schenkeln, Crura penis, am Arcus ischiadicus an. Beide Seite laufen zusammen, verschmelzen weitgehend und bilden einen unpaaren Teil, Truncus penis. Als Andeutung der Paarigkeit bleibt aber dorsal der Sulcus dorsalis penis mit den Gefäßen und Leitungsstrukturen, innen ein Septum und ventral der breitere Sulcus urethralis, eine tiefe Rinne für die Harnröhre und ihren Schwellkörper. Im Bereich des Zwischenschenkelspalts zieht vom Penisschaft das paarige, kurze Lig. suspensorium penis an die Bauchwand. Durch die Erektion versteift und verlängert sich bei Sw. und Wdk. der Schaft durch Verstreichen der S-förmigen Krümmung. Der Schwellkörper hat eine derb sehnige Kapsel, Tunica albuginea, von der ebensolche Septen, Trabeculae, das Innere in Kavernen unterteilen. Die Kavernen sind endothelausgekleidete, arterielle Biträume, quer und radiär angeordnet, in deren Wand entweder mehr glatte Muskulatur oder mehr Fasern vorkommen. Danach lassen sich zwei Extremtypen unterscheiden: der fibroelastische Penistyp mit einer derbsehnigen Konsistenz, typisch für das Rind, und der muskulokavernöse Typ mit weiträumigen Kavernen und viel glatter Muskulatur, typisch für das Pferd. Die übrigen Hsgt. stehen mal mit mehr fibroelastischen Gewebe (Sf, Zg, Sw.), mal mit mehr muskulokavernösen Gewebe (Hd., Ktz.) dazwischen. Beim Flfr. verknöchert der distale Abschnitt, Apex penis, artspezifisch zu einem unpaaren Organknochen, Os penis. Der kann bis 12 cm lang und ventral mit einem Sulcus urethralis für die Harnröhre ausgestattet sein. Bei der Ktz ist der Penisknochen lilienblattartig mit der Tunica albuginea des Schafts durch das dorsale Lig. apicale penis verbunden. Dadurch wird die Glans bei der Erektion nach kranioventral umgelegt. Beim Sw. ist der Spitzenteil durch die Asymetrie der Schwellkörper, korkenzieherartig links gedreht. Bei der Erektion verstärkt sich die Drehung. Dreikantige Falten flankieren die Urethra und decken mit ihren Kanten das schlitzförmige Ostium urethrale. Beim Wdk.

liegt ein Faserbündel, Lig. apicale penis, unter der Rhaphe penis. Es ist mit leichter Linksdrehung am Spitzenteil befestigt, was eine Drehung der Spitze bei der Erektion bewirkt. Beim Pfd. ist der distale Abschnitt dreispitzig mit einem längeren dorsomedianen Fortsatz, der die Eichel stützt und zwei kürzeren ventrolateralen, die die Harnröhre flankieren. Durch Längsmuskelbündel in den Kavernen wird in Ruhe der Penis durch deren Tonus im Präputium gehalten. Nur bei Harnabsatz, Narkose und zu Beginn der Ausschachtung erschlafft sie und der Penis fällt vor.

b) Corpus spongiosum penis

Der untere, unpaare Harnröhrenschwellkörper (Corpus cavernosum urethrae) umhüllt das Penisstück der Urethra, Pars spongiosa urethrae und steht mit dem unpaaren Eichelschwellkörper, Corpus spongiosum glandis (Flfr., Pfd.) oder vergleichenden Bildungen (Wdk.) in Verbindung. Er beginnt an der Radix penis mit einem kolbig verdickten Teil, Bulbus penis, an der Zwiebeldrüse (exkl. Hd). Der fortlaufende Teil (Pars intermedia) umhüllt die Pars spongiosa urethrae mantelartig. Die Tunica albuginea ist schwächer und die Kavernen stellen längsverlaufende Venengeflechte dar. Das distale Ende geht in den Eichelschwellkörper, Corpus spongiosum glandis, über und stellt bei Pfd. und Flfr. die Grundlage der Eichel dar. Beim Rüde sitzt die Glans auf dem Penisknochen fest, unterteilt in die Pars longa glandis und prox. den Bulbus glandis, der noch vor der Pars libera liegt. Der geschlechtsreife Kater hat ca. 120 reihenförmig angeordnete, verhornte Penisstacheln auf der Glans. Die Stacheln sind proximal gerichtet, bei der Erektion werden sie radiär gestellt und provozieren die Ovulation bei der Katze während des Deckaktes. Beim Eber werden verästelte Blutgefäße in der Schleimhaut als Spitzenkappe bezeichnet, eine echte Eichel fehlt. Beim Wdk. beginnt der weiche Schwellkörper schon ab der Prostata. Das bedingt dort eine Verengung, Isthmus urethrae. Seitlich neben der Eichel tritt die Harnröhre mit dem Processus urethrae aus. Das bedingt den langsamen, ruckartigen Harnabsatz beim Bullen. Das freie Penisende besitzt nur wenig Schwellgewebe in Form einer Spitzenkappe. Das Schaf hat eine wulstige Eichel mit einer taschenartigen Bucht und links zwischen Kappe und Vorhaut ein Höcker. Der Processus urethrae (Fädchen, Sf 4 cm, Zg, 2,5 cm) ist sehr lang und auch erigierbar. Beim Hengst ist der weiche Schwellkörper dem Penisschwellkörper kappenartig aufgesetzt, dorsal mit den Kapuzenfortsatz, Processus dorsalis glandis, und vorn mit einer scheibenartig konvexen Distalfläche, der Corona glandis, durch den Hals, Collum glandis, abgesetzt. Um den Processus urethrae liegt die Fossa glandis, in der dorsal eine und ventrolateral zwei Buchten (Sinus) liegen.

Corpus cavernosum: Crura Truncus Apex
Penis: Radix Corpus Glans
Copus spongiosum: Bulbus Pars intermedia Pars glandis

Die Blutversorgung der Schwellkörper geschieht durch die A. profunda und dorsalis penis. Sie treten mit ihren Ästen, den Rankenarterien, Aa. helicinae, durch Kapsel und Trabel in die Kavernen ein. Es sind Sperrarterien mit einem vegetativ gesteuerten Intimapolster. Die Nn. erigentes aus dem Plexus pelvinus öffnen sie, dann strömt vermehrt Blut ein und füllt die Kavernen, was zusätzlich die venösen Abflüße an den Kavernen komprimiert und den Blutabfluß verringert, bis die Rankenarterien wieder gesperrt werden. Bei Füllung tritt auch vermehrt Blut aus der A. bulbi penis in den venösen Schwellkörper und füllt diesen etwas später und kompressibel. Außerdem pressen Muskelkontraktionen der Beckenboden muskulatur auch aktiv Blut in die Kavernen.

Die Vorhaut, Praeputium

Die Vorhaut, Praeputium, besitzt ein Außenblatt, Lamina ext., das sich am Ostium praeputiale ins Innenblatt, Lamina int., umschlägt und das Cavum praeputiale auskleidet. Am Fundus praeputii geht es auf den Penis über und bildet das Penisblatt, Lamina penis praeputii. Beim Hengst ist außerdem ein verstreichbare Reservefalte, Plica praeputialis, ausgebildet. Das Außenblatt gleicht der Haut, trägt als Fortsetzung der Rhaphe scroti eine Epithelleiste, Rhaphe praeputii. Dorsal ist es bei Hsgt. weitgehend mit der ventralen Bauchwand verwachsen. Bei Hd., Sw. und Wdk. trägt das Innenblatt eine

Strecke weit feine Häärchen und Lymphknötchen, beim Pfd. bis zum Fundus. Bei Rd. sitzen auch am Penisblatt Lymphknötchen. Beim Eber liegt dorsal über dem Ostium praeputiale eine bis faustgroße Nebenbucht, über einen Gang erreichbar, der Präputialbeutel, Diverticulum praeputiale, durch eine Septum unvollständig zweigeteilt. Das schmierige Sekret aus Haut-, Drüsensekret- und Harnresten wird Präputialbutter (Sebum praeputiale) genannt und dient als Gleit- und Geruchsstoff (Ebergeruch). Der Präputialschlauch beim Eber auch viel länger als der freie Teil des Penis. Die Öffnung ist von einem wulstigen Hautring umgeben mit Borsten besetzt. Im Ruhezustand liegt der Penis im kaudalen, engen Bereich, der nabelnahe Abschnitt ist geräumiger mit dem Ostium diverticuli. Beide Abschnitte sind durch eine Querfalte getrennt. Das Divertikel ist außen durch eine Ringfurche, innen durch eine sichelartige Falte abgerenzt. Die kranialen Präputialmuskeln bilden kaudal eine Schleife um die Beutel und können sie entleeren. Bei Frühkastraten bildet sich der Beutel nur unvollständig aus. Beim Bullen bilden lange Haare den "Pinsel". Beim Pfd. liegt eine Doppelmanschette mit der äußeren eigentlichen Vorhaut und der inneren Vorhaut, Plica praeputiale, vor. Jede besitzt ein Innen- und Außenblatt. Das der Inneren geht am Fundus ins Penisblatt über, das Außenblatt entspricht der Vorhaut anderer Arten und wird auch Schlauch genannt mit dem weiten Ostium praeputiale. Das Innere wird durch den Anulus praeputiale begrenzt und stellt eine Reservefalte dar, die bei der Erektion verstreicht. Beide Blätter haben Drüsen und Haare, die für das reichliche Smegma beim Pfd. verantwortlich sind.

Muskulatur

Der Hund und das Schwein besitzen paarige **M. praeputiales crann.**, die von der Rumpfhautmuskulatur in der Schaufelknorpelgegend abziehen und um das Ostium preaputii eine Schlaufe am Innenblatt bildend. Mm. praeputiales caud. fehlen dem Flfr. und Sw., kommen aber beim Pferd vor. Sie gehen seitlich des Processus vaginalis aus den Fascien hervor und ziehen lateral ans Außenblatt. Der Wdk hat beide Gruppen. Penis und Harnröhre werden tierartlich unterschiedlich von Muskulatur umgeben.

Der **M. urethralis** kommt bei Flfr. Zg., Pfd. als willkürlicher Schließmuskel, manschettenartig um die Pars prostatica der Harnröhre vor. Bei Sw., Rd. und Sf. nur ventral.

Der **M. bulbospongiosus** beginnt an der Zwiebeldrüse als Fortsetzung des M. urethralis, umgibt den Bulbus über die Radix und inseriert an an der Tunica albuginea des Penisschwellkörpers. Nur bei Pfd. deckt er das ganze Penisstück und reicht bis nahe zur Eichel. Zweigeteilt ist er beim Flfr., beim Hd. gibt er auch Fasern zum Septum scroti ab.

Der **M. ischiocavernosus** beginnt paarig am Arcus ischiadicus und schließt die Crura penis ein. Sehr kräftig, vermag er den Penis bei der Immissio in die richtige Stellung zu bringen und pumpt mit rythmischen Kontraktionen das Blut in die Schwellkörper.

Der **M. ischiourethralis** ist schwach beim Pfd., besitzt dort aber als **M. bulboglandularis** über der Zwiebeldrüse einen Sonderteil. Beim Flfr. setzt er innen am Tuber ischiadicum an, zwischen dem M. obturator int. und dem M. ischiocavernosus. Seine Sehne strahlt ins Lig. transversum perinei ein, so daß der Muskel die V. dorsalis penis bei der Erektion stauen kann.

Der **M. retractor penis** ist ein glatter Muskel, paarig von der Ventralfläche der ersten Schwanzwirbel, bildet beim Pfd. und Flfr. die Mastdarmschleife, beim Sw. vom Kreuzbein ohne Mastdarmschleife und tritt dann als Pars penis zwischen die Crura an die Harnröhrenfläche des Penis. Beim Flfr. strahlt er bis ins Penisblatt ein, beim Wdk. geht er an die kaudale Kontur der S-Krümmung, bei Sw. weiter distal an die Tunica albuginea und beim Pfd. reicht er bis eichelwärts in den M. bulbospongiosus einstrahlend. Beim Sw. macht der Retractor die Drehung bei der Erektion mit und kann bei Kontraktion eine Rückdrehung erreichen und so drehende Friktionsbewegungen ausführen.

Die Gefäßversorgung für die Beckenbodenmuskulatur, das Beckenstück der Harnröhre, die akzessorischen Geschlechtsdrüsen, den Ductus deferens und den Penis gehen von der A. prostatica und A. pudenda int. ab. Beim Pfd. liefert die A. obturatoria noch die A. penis media. Vorhaut und

Skrotum werden aus der A. pudenda ext. und der A. cremasterica versorgt. Bei Flfr., Pfd. und Zg. gibt die A.pudenda ext. auch die A. penis cran. ab.

Der Lymphabfluß von Penis und Präputium geschieht über die Lnn. scrotales und Lnn. iliaci medd. et sacrales.

Die Nervenversorgung geschieht durch verschiedene Nerven. Sensibel werden Skrotum, Praeputium und Processus vag./M.cremaster von den Nn. iliohypogastrici, -inguinalis, genitofemoralis und der Penis vom N. dorsalis penis versorgt. Die motorische Innervation der Muskulatur besorgt der N. perinealis prof. (N. pudendus). Die vegetative Innervation geht vom Tr. vagalis dorsalis und dem Lendengrenzstrang als Plexus testicularis (Hoden) und für den Penis vom Plexus pelvinus (Nn. hypogastici, Nn. pelvini (Nn. erigentes) aus.

1. Studiere Hoden, Nebenhoden, Hodenhüllen und Proc. vaginalis der verschiedenen Haussäuger an den ausgelegten Präparaten.

2. Studiere die akzessorischen Geschlechtsdrüsen der verschiedenen Haussäuger.

Die weibliche Geschlechtsorgane

Auch der Bau der weiblichen Geschlechtsorgane ist ganz vom spezies-eigenen Fortpflanzungsgeschehen bestimmt. Bei niederen Wirbeltieren werden die Eizellen mit Hüllen versehen abgelegt und bebrütet bis die Jungtiere schlüpfen. Die Befruchtung kann im Körper oder außerhalb stattfinden (Innere, äußere Befruchtung). Bei innerer Befruchtung muß natürlich eine Begattung vorausgehen. Von den Pro-/Metatheria zu den Eutheria liegt innere Befruchtung und fortschreitend innere Entwicklung vor. Damit geht die besondere Entwicklung der Geschlechtsorgane und Ausbildung besonderer Ernährungsorgane für den Keim einher. Neben den Ovarien als keimbereitende und der Salpinx als keimleitendes Organe, kommen nun als keimbewahrendes Oragn der Uterus und als Ernährungsorgan die Plazenta vor. Das Begattungsorgan ist beim weiblichen Geschlecht die Vagina. Hier kreuzen sich auch die Harn- und Geschlechtswege, denn im Scheidenvorhof mündet auch die Harnröhre ein und macht den Vorhof zum Sinus urogenitalis. Der äußere Abschluß wird durch die Scham, Vulva mit den Schamlippen erreicht.

Das Ovar

Die Eierstöcke, Ovarien, sind ovale Gebilde mit einem freien Rand, Margo liber, einem Gekröserand, Margo mesovaricus (Hilus), der Extremitas tubaria und uterina, der Facies medialis und der Facies lateralis. Farbe und Oberfläche ist von Tierart und Zyklusstadium abhängig. Bei der Katze ist das Ovar jeweils etwa 1 x 0,5 cm groß, beim Hund 1,5 x 2 cm, beim Schwein, grobhöckrig, walzenförmig 2 x 5 cm, beim Rind relativ klein mit 3 x 2 cm, beim kleinen Wiederkäuer, rundlich 1,5 x 2 cm und bei der Stute bohnenförmig 4 x 8 cm. Je nach Stärke des Abstiegs liegen sie kaudal der Nieren (Flfr., Stute) oder mehr zum Beckeneingang (Sw., Wdk.). Über das Mesovar treten Blut-, Lymphgefäße und Nerven heran. Durch eine breite Abspaltung zum Eileiter wird das Gekröse in ein Mesovarium proximale und distale und Mesosalpinx zerlegt und das Ovar von Letzterem und den Bändern als Eierstockstasche, Bursa ovarica, umhüllt. Diese ist bei der Stute spaltförmig, bei Wdk. und Sw. beutelartig und beim Flfr. so tief, daß der Eierstock äußerlich nicht mehr sichtbar ist. Die Öffnung der Tasche, Introitus bursae, ist nach medial gerichtet. Beim Flfr. ist das Gekröse bzw. die Wand der Tasche bis auf einen kleinen Bezirk, Fenestra, stark verfettet.

Das Ovar besteht aus der Parenchymzone, Zona parenchymatosa, und der Gefäßzone, Zona vasculosa. Die Parenchymzone liegt bei Pferd um eine Einsenkung am Hilus, die Ovulationsgrube (Fossa ovarii), bei den übrigen Hsgt. peripher, und die Gefäßzone liegt außer beim Pferd zentral. Beim Pferd liegt die Zona vasculosa peripher, deshalb kann man die alten Begriffe Mark (für Zona vasculosa) und Rinde (für Zona parenchymatosa) bei den Hsgt. nicht anwenden. Das Parenchym besitzt unter dem modifierten Serosenepithel eine zarte Tunica albuginea und enthält die Funktionsgebilde wie Follikel und Gelbkörper. Bei den Follikel unterscheidet man verschiedene Typen. Unter der Oberfläche entstehen die Primärfollikel aus den embryonal angelegten Lager von Primordialfollikeln. Sie bestehen aus einer Eizelle, eingeschlossen von einem einschichtig, kubischen Follikelepithel. Diese aktivierten Follikel wachsen, d.h. die Einzelle nimmt an Umfang zu, das Follikelepithel wird mehrschichtig und bildet eine amorphe Glykoproteinhülle, Oolemm oder Zona pellucida, um die Eizelle. Solch eine Gebilde rückt etwas mehr in die Tiefe und wird Sekundärfollikel genannt. Außerdem formiert sich langsam eine Bindegewebshülle. Beim Tertiärfollikel ist die Eizelle weiter gewachsen und ragt von vielschichtigem Follikelepithel umgeben in eine zentrale Flüssigkeitshöhle, dem Antrum folliculi, gefüllt mit Liquor folliculi, eine visköse glykoprotein- und hormonhaltige Flüssigkeit. Die Eizelle hat nun eine deutliche Zona pellucida und sitzt auf dem Eihügel aus Follikelepithel. Um die Flüssigkeitshöhle auch Cavum folliculi genannt, sitzt das äußere, mehrschichtige Follikelepithel, dessen Granulosazellen durch eine Basallamina von der außenliegenden Theca getrennt sind. Diese Theca ist um den Follikel zellreich, Theca interna, in die Peripherie faserreicher, Theca externa. Diese Tertiärfollikel vergrößeren sich enorm und rücken dann als sprungreife oder Graafsche Follikel zentimetergroß an die Oberfläche, die sie auch deutlich überragen können. Je nach Zyklusphase, abhängig von verschiedenen Faktoren kommt es zum Sprung, Ovulation, dieser bis 2 cm großen Gebilde, wobei die Eizelle freigesetzt wird. Die Reste der Follikelwand bilden dann hormonabhängig den frischen Gelbkörper, Corpus luteum. Dieser entwickelt sich zur Blüte, als pilzartiges Gebilde, beim Rind bis 3 cm groß, die Oberfläche überragend und durch Carotinoide typisch gelb gefärbt. Beim Schwein ist der frische Gelbkörper mehr rötlich (Corpus rubrum), beim kleinen Wdk. graurot, beim Flfr. cremefarben, beim Pferd dunkelgrau durch Pigmenteinlagerungen. Es besteht als Corpus luteum periodicum (cyclicum) bis zur nächsten Ovulation und bildet sich dann als Corpus luteum regressum (involutionis) zurück, bis später nur noch ein weißlich narbiger Rest, als Corpus albicans besteht. Kommt es jedoch zur Befruchtung mit nachfolgender Gravidität bleibt der Gelbkörper tierartlich unterschiedlich lange als Corpus luteum graviditatis bestehen und erhält die Frühgravidität. Bei Störungen des hormonellen Geschehen können Follikel oder Gelbkörper weiter bestehen (Follikelzysten, Corpus luteum persistens).

Der Eileiter

Der Eileiter, Tuba uterina oder Salpinx, ist ein dünner Schlauch, der mit dem Ostium abdominale tubae am Ovar beginnt und mit dem Ostium uterinum tubae im Uterushorn endet. Innen mit Schleimhaut ausgekleidet, von einer Muskelschicht umgeben, außen mit Serosa überzogen, liegt er geschlängelt im Eileitergekröse, Mesosalpinx. Der trichterförmige Anfang ist mit Fransen, Fimbriae tubae, besetzt, die auch an einer Seite am Ovar als Fimbriae ovariae fixiert sind. Um sprungreife Follikel legen sich die Fransen an und decken dort das Ovar zur Bauchfellhöhle hin ab. Der erste Abschnitt ist zur Ampulla tubae erweitert, der längere Folgeabschnitte als Isthmus verengt und mündet beim Pferd und Hund auf einer Papille im Uterushorn. Die Schleimhaut bildet mit Buchten und Taschen ein Labyrinth im dem die ovulierte Eizelle normalerweise befruchtet wird.

Der Uterus

Die Gebärmutter ist als keimbewahrender Teil tierartlich unterschiedlich gestaltet. Seine Abschnitte sind der Körper (Corpus), die Hörner (Cornua) und der Hals (Cervix). Die Cervix ist der verengte Ausgang, der innen mit dem Ostium uteri internum beginnt, in den Canalis cervicis führt und mit dem Ostium uteri externum in die Vagina mündet. Die Schleimhaut enthält Drüsen, die den Verschlußpfropfen aus Schleim bilden.

Beim Flfr. beginnen die Hörner kaudal der Nieren, laufen langgestreckt auf den Körper in Höhe der letzten Lendenwirbel zu und vereinigen sich. Der Körper viel kürzer (Hund 1-3, Katze 1,5 cm), bleistiftstark und geht in die kurze Cervix über.

Beim Schwein ist der Körper im Durchschnitt 5 cm lang, die Hörner sind sehr lang, dünndarmähnlich gewunden, die Cervix ist 15-20 cm lang und weder gegen den Körper, noch gegen die Vagina deutlich abgesetzt.

Allerdings besitzt die Cervix Verschlußkissen, Pulvini cervicales, die wie Zähne ineinandergreifen.

Beim Wdk. ist der Körper mit 1-2 cm sehr kurz, die Hörner sind fast 10 x so lang, schneckenartig aufgedreht. Kaudal laufen die Hörner parallel und täuschen so einen längeren Körper vor, doch innen sind die Hörner durch ein Septum getrennt. Die Cervix besitzt Längsfalten, Plicae longitudinales, und meist vier hohe Querfalten, Plicae circulares (Orifkal-, Postorifikal-, Praeportio- und Portiofalte) beim Rind, 5-8 Querfalten bei der Ziege und 5-6 hohe Zapfen beim Schaf. Körper und Hörner haben Uteruskarunkeln auf der Schleimhaut, event. pigmentiert (Melanosis uteri), die in vier Reihen angeordnet bei einer Gravidität Teile der Plazentome bilden.

Beim Pferd ist der Körper geräumig und mit 20-25 cm ebenso lang wie die Hörner, die im konvexen Bogen weit kranial geschwungen sind. Die Cervix ist 6-7 cm lang mit längsverlaufenden Schleimhautfalten. Sie ragt wie beim Rind zapfenartig mit einer Portio vaginalis in die Vagina hinein.

Bei allen Hsgt. liegt der Uterus fast vollständig im abdominalen Teil der Bauchfellhöhle, nur die Cervix ragt in den Beckenteil. Der Uterus lagert sich den Darmschlingen dorsal auf oder schiebt sich zwischen sie, beim Schwein bis zur ventralen Bauchwand. Bei Pferd und Rind ist er rektal gut tastbar. Das Gekröse ist das Mesometrium, beim Menschen, Pferd und Fleischfresser als breite Platte, Lig. latum uteri, bei Schwein und Wdk. wegen der Windung eingedreht und mehr zum Becken verlagert. Über die Gekröse laufen die Gefäße im Bereich des Parametriums an den Uterus und durchbrechen dort seinen Serösenüberzug, der als Perimetrium bezeichnet wird. Das Lig. teres uteri zieht von der Uterushornspitze zur Gegend des inneren Leistenrings, bei der Hündin zum event. ausgestülpten Proc. vaginalis. Unter der Serosa besitzt der Uterus dicke Lagen glatter Muskulatur, insgesamt als Myometrium bezeichnet. Außen liegen mehr längs verlaufende Züge (Serosenmuskulatur), innen zirkulär verlaufende Züge der Muskulatur vor. Dazwischen verteilen sie die Versorgungsgefäße im Stratum vasculare. Die Schleimhaut ist das Endometrium mit den Uterindrüsen vor, die je nach Zyklusphase unterschiedlich ausgebildet sind. In der Cervix von Ktz., Zg. kommen die Gdl. cervicales, bei den anderen Tierarten Kammern und Einstülpungen mit sekretbildenden Zellen vor.

Die Vagina

Die Vagina ist das weibliche Begattungsorgan und Geburtsweg; ein relativ dünnwandiger Kanal, der kranial noch vom Peritoneum bedeckt in der Excavatio rectogenitalis und kaudal mit dem größeren Abschnitt retroperitoneal zwischen Mastdarm und Blasenhals liegt. Falls eine Portio uteri ausgebildet ist, wird diese vom Scheidengewölbe, Fornix vaginae, umfaßt.

Die Wand besteht aus glatter und quergestreifter Muskulatur (siehe unten), innen kutaner Schleimhaut, die einem Zyklus unterliegt, und dann außen Adventitia, beziehungsweise kranial Serosa. An der Mündung der Harnröhre mit dem Ostium urethrae externum beginnt vergleichend anatomisch der Sinus urogenitalis, hier das Vestibulum vaginae. Diese Grenze embryonal verschiedener Anlagen wird event. durch Ringfalten oder Schleimhautspangen als Hymenalring deutlich. Beim Rind und Schwein liegt die Harnröhrenmündung von einer Schleimhautfalte abgedeckt über dem Diverticulum suburethrale, einer Schleimhauttasche. Das Vestibulum entsteht aus dem Kloakenteil des Sinus urogenitalis und ist gemeinsamer Harn- und Geschlechtsweg. In der Schleimhaut kommen bei Hd., Sw., Sf., Pfd. Glandulae vestibulares minores vor, deren Ausführungsgänge in Reihe ventrolateral münden. Beim Rd., Ktz. (Sf.) kommt auch eine Glandula vestibularis major jederseits kaudal der Gartnerschen Gänge vor. Diese Drüsen bilden Brunstschleim. Die Wand enthält außerdem starke Venengeflechte, die besonders beim Hund und Pferd zum Schwellgewebe des Bulbus vestibuli organisiert sind. Zu beiden Seiten der Harnröhrenmündungen können bei Ktz., Sw., und Sf. auch Ductuli paraurethrales liegen, die der Pars disseminata der Prostata männlicher Tiere entsprechen.

Die Scham

Die Scham bildet mit den Schamlippen, Labia vulvae (pudendi) den äußeren

85

Abschluß des Vorhofs. Sie bilden die Schamspalte, Rima vulvae, mit der Commissura labiorum dorsalis und ventralis, die außer beim Pfd. und Rd dorsal rund und ventral spitz zulaufen. Beim Flfr. kommen zusätzlich event. Labialwülste vor. Die Scham ist feinbehaart, drüsenreich und event. pigmentiert. Dorsal liegt der Damm, im ventralen Schamwinkel die Klitoris mit den Crura clitoridis am Arcus ischiadicum befestigt. Wie beim Penis geht von der Radix, das Corpus und event. eine Glans clitoridis aus. Das freie Ende ist von Praeputium clitoridis umgeben, dessen parietales Blatt die Fossa clitoridis auskleidet und dessen viscerales Blatt die Glans überzieht. Beim Wdk. ist sie sehr reduziert oder fehlt, beim Schwein lang, geschlängelt mit kegelförmiger Spitze, beim Flfr. und besonders beim Pferd aber gut ausgebildet. Beim Pferd besitzt die umfangreiche Glans auch einen Sinus clitoridis, der Deckseuchenherd sein kann.

Muskulatur

Der Beckenboden bzw. das Diaphragma pelvis umgibt mit glatter und quergestreifter Muskulatur Anus und Vestibulum. Vom Sitzbein geht der **M. ischiocavernosus** aus, umgibt die Crura clitoridis und kann den ventralen Schamwinkel umstülpen und die Clitoris freilegen. Der **M. constrictor vestibuli** umfaßt das Vestibulum vaginae und dessen Schwellkörper. Der **M. constrictor vulvae** ist die muskulöse Grundlage der Schamlippen und steht mit dem M. sphincter ani in Verbindung. Er kann als die Clitoris ventral umfassen als Entsprechung des männlichen M. bulbospongiosus. Der **M. ischiourethralis** zieht von der Beckenfuge zur Harnröhre. Die Innervation der Muskeln geschieht durch den N. pudendus.

Tierart	Eileiter	Hörner	Körper	Vagina
Hund	6-10	12-15	2-3	6
Katze	4-5	9-10	2	4
Schwein	19-22	-140	5	10-12
Rind	20-28	35-45	3	30
klWdk	14-16	25-30	2	15
Pferd	20-30	22-25	22-25	35

Längen (cm) am Genital der Haussäuger

Altersveränderungen

Juvenil ist das Ovar meist ohne Funktionskörper, der Uterus klein mit glatter, dünner Wand und ohne Pigmentierung. Mit der Geschlechtsreife kommt es am Ovar zur Entwicklung von Follikel und die Wand des Uterus verdickt sich. Bei einer Gravidität entwickeln sich Wand und Gefäße sehr stark, was nach der Geburt nicht mehr völlig zurückgebildet werden kann, so daß das Genital von Tieren nach einer Geburt deutlich unterschiedlich ist. Über Graviditätsveränderungen und Plazentarbildungen siehe Embryologie.

Leitungsstrukturen

Die Blutversorgung von Ovar, Tube geschieht über die A. ovarica (direkt aus der Aorta). Der Hauptast läuft zum Ovar, Nebenäste zur Tube (Rami tubarii) und zur Uterushornspitze (Ramus uterinus). Gleichnamige Venen laufen parallel. Zwischen A. und V. ovarica kommt enger Kontakt vor. Beide verknäulen sich gegenläufig, was Stoffübertritt im Gegenstromprinzip ermöglicht. Die A. uterina (media) stammt aus der A. umbilicalis (A. iliaca int.), beim Pferd aus der A. iliaca externa, sie fehlt dem Fleischfresser. Sie teilt sich vom Parametrium fächerförmig aus und die Zweige ziehen an der kleinen Krümmung des Uterus beim Rind. Ein drittes Gefäße für den Uterus stammt aus der A. vaginalis beim Pfd. und beim Flfr., beim Wdk. und Sw. aus der A. iliaca int. (R. uterinus). Der Lymphabfluß geschieht über die Lnn. iliaci mediales und -lumbales aortici, für die Scham auch über Lnn. scrotales, -anorectales, -mammarii. Innervation des Ovar vom Plexus ovarii. Innervation von Uterus/Vagina vom Plexus pelvinus. Innervation der äußeren Geschlechtsorgane durch den N. pudendus und die Nn. rectales caudales.

1. Studiere an den ausgelegten Präparaten alle Teile des weiblichen Geschlechtsapparats.

2. Falls vorhanden kann das Ovar mit Funktionsgebilden auch an frischen Präparaten studiert werden.

Die Präparation des Nervensystems erfolgt mit dem Rumpf (Rücken-mark und peripheres Nervensystem) und mit dem Kopf (Gehirn und Sinnesorgane).

Die Präparation des Rumpfes
Das Stammskelett

Das Stammskelett besteht aus der Wirbelsäule, Columna vertebralis, den Rippen, Costae, und dem Brustbein, Sternum. Kreuz- und Schwanzwirbel bilden mit den Hüftknochen zusammen den Beckenring mit der Becken-höhle, Cavum pelvis. Brustwirbel, Rippen und Sternum bilden zusammen den Brustkorb, Thorax, mit der Brustkorbhöhle, Cavum thoracis.

Die Wirbelsäule

Die Wirbelsäule besteht aus Hals-, Brust-, Lenden-, Kreuz-, und Schwanzwirbel, entsprechend der verschiedenen Körperpartien. Sie hat eine dorsal konvexe Halskrümmung, eine dorsal konkave Brustkrümmung und eine dorsal konvexe Lendenkrümmung und enthält den Wirbelkanal, Canalis vertebralis, für das Rückenmark. Die Wirbel gehören zu den kurzen Knochen. Außer beim Atlas und den Schwanzwirbeln haben alle Wirbel einen Grundaufbau aus einem ventral gelegenen Wirbelkörper, Corpus vertebrae, und einem dorsal gelegenen Wirbelbogen, Arcus vertebrae. Die mehr oder weniger zylindrischen Wirbelkörper haben vorn ihren Kopf (Caput vertebrae, Extremitas cranialis) und hinten ihre Grube (Fossa vertebrae, Extremitas caudalis), die außer bei den ersten zwei Halswirbeln über eine Zwischenwirbelscheibe (Discus intervertebralis), eine Symphyse mit einem faserreichen Anulus fibrosus und einem galertknorpligen Nucleus pulposus, miteinander verbunden sind. Über dem Körper wölbt sich der Wirbelbogen. Zwischen Körper und Bogen liegt das Foramen vertebrale mit Bandleisten und Gefäßrinnen. Alle Wirbellöcher reihen sich zum Wirbelkanal. Der Bogen ist vorn und hinten zu den Incisurae inter-vertebralis cranialis und caudalis eingeschnitten, die zusammen die Zwi-schenwirbellöcher, Foramina intervertebralia, bilden. Ist der Einschnitt geschlossen, liegt ein Foramen vertebrale laterale vor. Die Bogen benachbarter Wirbel lassen dorsal ein schmalen Zwischenbogenspalt, Spatium interarcuale, frei, das nur zwischen den ersten Hals- (Spatium atlantooccipitale, und atlantoaxiale), dem letzten Lenden- (Spatium lumbosacrale), und den ersten Schwanzwirbeln weiter und für Injektionen geeignet ist.

Die Wirbel besitzen verschiedenen Fortsätze für Muskeln und Bänder. Dorsal am Bogen den Processus spinosus, vorn und hinten Gelenkfortsätze, seitlich die Transversal- oder Rippenfortsätze (Procc. costales an den Lendenwirbeln) und ventral am Körper eine Leiste, Crista ventralis. Zusätzlich haben Brust- und Lendenwirbeln zwischen den Quer- und vorderen Gelenkfortsätzen nach vorn gerichtete Zitzenfortsätze, Procc. mamillares, und beim Flfr. die letzten Brust- und die Lendenwirbel, beim Sw. die letzten Brustwirbel Hilfsfortsätze, Procc. accessorii, zwischen den Querund den kaudalen Gelenkfortsätzen.

Betrachte die verschiedenen Wirbel und versuche sie den verschiedenen Abschnitten und Tierarten zuzuordnen.

Besondere, unverwechselbare Wirbel sind der 1., 2., 6. und 7. Halswirbel, der 1. und letzte Lendenwirbel und die zum Kreuzbein verwachsenen Kreuzwirbel.

Dem **Atlas** (C1) fehlt ein echter Wirbelkörper. Er hat dafür einen dorsalen und ventralen Bogen. Der Dornfortsatz wird durch das flache Tuberculum dorsale vertreten, die Querfortsätze durch die breiten Atlasflügel, Ala atlantis. Die Flügelunterseite ist zur Flügelgrube, Fossa atlantis, ausgehöhlt, die Flügeloberseite vorn vom Flügelloch, Foramen alare, bzw. bei Flfr. von der Flügelkerbe, Incisura alaris, und hinten vom Querfortsatzloch, Foramen transversarium, durchbohrt (fehlt dem Wdk.). Der Wirbelkanal öffnet sich mit dem Foramen vertebrale laterale zum Flügelloch, bzw. –kerbe hin. Der ventrale Bogen trägt statt der Ventralleiste kaudal das Tuberculum ventrale, das die Fovea dentis stützt. Hier artikuliert der Dens axis vom 2. Halswirbel, der den Körper des ersten Halswirbels darstellt. Freie Gelenkfortsätze fehlen, die Gelenkflächen, Foveae articularis cran. et caud.

werden von Bogen gebildet.

Der zweite Halswirbel, **Axis**, trägt vorn den Zahn, Dens axis, dorsal einen kammartigen Proc.spinosus, ventral eine deutliche Crista ventralis. Der Kamm ragt beim Sw. nur kaudal über den kurzen Körper, beim Flfr. vorn und hinten, beim Rd. rechteckig und beim Pfd. kaudal gegabelt. Der kurze Querfortsatz ist kaudal gerichtet und vom For. transversarium durchbohrt. Die Gelenkflächen liegen vorn tierartlich unterschiedlich um den Zahn verteilt, hinten dem Dornfortsatz angelagert. Deutliche Gelenkfortsätze haben nur Sw. und Wdk.. Der Flfr. hat eine Incisura vertebralis cran., bei den übrigen Hsgt. liegt ein For. vertebrale lat. vor.

Die folgenden **Halswirbel** haben ein kräftiges Caput, eine kräftige Crista ventralis und eine tiefe Fossa vertebrae. Dornfortsätze sind besonders beim Pfd. Schwach, während die Querfortsätze einen vorderen Ventralast, Tuberculum ventrale (Rippenrudiment, bei **C6** zur Lamina ventralis verbreitert) und einen kaudalen Dorsalast, Tuberculum dorsale besitzen. Die Forr. transversaria bilden den Querfortsatzkanal, Canalis tranversalis, für die A. vertebralis. Die Gelenkfortsätze sind groß, mit fast horizontalen Gelenkfläche für starke Seitbewegungen. Der **7. Halswirbel** hat meist kein For. transversarium und nur das Tuberculum dorsale des Querfortsatzes aber dafür kaudal am Körper Foveae articulares für das erste Rippenpaar.

Die **Brustwirbel** haben schwächere Körper mit je zwei Foveae costalis cranialis und caudalis, die mit der Bandscheibe den Rippenkopf aufnehmen. Der Rippenhöcker artikuliert mit der Fovea costalis processus transversi am kurzen Querfortsatz. Weiter kaudal rücken diese Gelenkflächen immer dichter zusammen für die beweglicheren Atmungsrippen. Die hohen Dornfortsätze bilden tierartlich unterschiedlich den Widerrist. Die Dornfortsätze sind vorn nach kaudal geneigt, stehen am diaphragmatischen Wirbel senkrecht und neigen sich ab dem antiklinalen Wirbel (10.-16.) entgegengesetzt. An ihrer Basis tragen sie nur schwache Gelenkfortsätze und das Ende ist zur Tuberositas proc. spinosi verdickt. Bis zum diaphragmatischen Wirbel liegen die Zitzenfortsätze dichter an den Querfortsätzen, danach mehr an den Gelenkfortsätzen und vereinigen sich mit diesen zu den Procc. mamilloarticulares. Bei Flfr. und Schwein tragen die letzten Brustwirbel auch kaudal gerichtete Hilfsfortsätze. Dem letzten Brustwirbel fehlt die Fovea costalis caudalis.

Die **Lendenwirbel** haben breite Querfortsätze, Proc. costales, die beim Flfr. und Sw. nach vorn, bei Pfd. und Rind zur Seite gerichtet sind. Der letzte Querfortsatz kann beim Pfd. mit den Kreuzbeinflügeln artikularieren. Sagittalgestellte Gelenkflächen versteifen die Lendenwirbelsäule. Mamillo-artikularfortsätze sind nach vorn, die Hilfsfortsätze beim Flfr. nach hinten gerichtet.

Die **Kreuzwirbel** verschmelzen bei Flfr.und Sw. mit 1 1/2 Jahren, bei Wdk. mit 3-4 und bei Pfd. mit 4-5 Jahren zum Kreuzbein, Os sacrum. Die Nahtstellen sind später an der Facies pelvina als Lineae transversae sichtbar. Es gibt nur vorn eine Extremitas cranialis, als Basis und nur hinten eine Extremitas caudalis, als Apex bezeichnet. Der Unterrand des ersten Körpers ist kammförmig vorgewölbt, Promontorium. Der erste (Flfr., Sw., kl. Wdk. auch 2.) Querfortsatz bilden breite Flügel, Alae sacralis mit den Facies auricularis für das Kreuz-Darmbeingelenk. Forr. sacralia dorsalia und ventralia öffnen sich in den Sakralkanal, Canalis sacralis. Die Facies dorsalis zeigt flache, kaudalgeneigte Dornfortsätze bei Flfr. und Sw., dagegen hohe bei Wdk. und Pfd., die zur Crista sacralis mediana verschmolzen sein können. Die ebenfalls verschmolzenen Querfortsätze bilden hinter den Flügeln die Pars lateralis, die bei Pfd. und Sw. die Crista sacralis lateralis besitzt. Vorn sind noch Gelenkfortsätze vorhanden, hinten nur bei Flfr. und Sw.. Die übrigen verschmelzen und bilden beim Rd. die Crista sacralis mediana.

Die **Schwanzwirbel** verlieren nach distal allmählich Bogen und Fortsätze bis nur noch ein zylinderartiger Körper vorhanden ist. Huftiere haben zunächst oft zwei Dornfortsätze, Flfr. und Rind außerdem ventrale Haemalfortsätze, die sich auch zu einem Haemalbogen, Arcus haemalis, schließen können. Spatia interarcualia sind zwischen Kreuzbein und den ersten Schwanzwirbel relativ weit.

Knospe: Studienführer Tieranatomie

Die **Rippen, Costae,** bestehen proximal aus dem Rippenknochen, Os costale, und distal aus dem Rippenknorpel, Cartilago costalis. Sie bilden zusammen mit den Wirbeln und dem Sternum den Brustkorb, Thorax, der die Brustkorbhöhle, Cavum thoracis, enthält. Den Vordereingang, Apertura thoracis cranialis, bildet der letzte Halswirbel, das erste Rippenpaar und das Praesternum, den Ausgang, Apertura thoracis caudalis, bilden der letzte Brustwirbel, das letzte Rippenpaar, der Rippenbogen und das Xiphosternum. Die vorderen Rippen, Costae sternales, mit den weitauseinanderliegenden Rippengelenken und ihren direkten Ansatz am Sternum sind wenig beweglich und werden deshalb Tragerippen genannt. Die hinteren Rippen, Costae asternales, mit engliegenden Gelenken setzten indirekt über den Rippenbogen, das ist die Zusammenlagerung ihrer Knorpel, an das Sternum an, sind beweglicher und werden deshalb Atmungsrippen genannt. Beim Flfr. kann das letzte Rippenpaar auch ohne Knorpel als Fleischrippen, Costae fluctuantes frei in der Muskulatur enden.

In der folgenden Tabelle sind die Zahl der Wirbeln, Rippen und Sternebrae verschiedener Tierarten. BW = Brustwirbel, LW = Lendenwirbel, KW = Kreuzwirbel, SW = Schwanzwirbel, Rip = Rippen, Ster = Sternebrae; Das Verhältnis von sternalen zu asternalen Rippen ist tierartlich unterschiedlich und ist durch die mit Schrägstrich getrennten Zahlen angegeben.

Art	BW	LW	KW	SW	Rip	Ster
Hd	13	7	3	22	9/4	6
Ktz	13	7	3	26	9/4	6
Zg	13	6	5	14	8/5	5
Sf	13	6	4	12	8/5	5
Rd	13	6	5	19	8/5	5
Sw	14	6	4	20	7/7	4
Pfd	18	6	5	19	8/10	5

Die Rippenknochen besitzen proximal einen Rippenkopf, Caput costae, mit den Gelenkfläche zur Artikulation mit den Wirbelkörpern, Facies articularis capitis costae cranialis und caudalis, die an den vorderen Rippen durch den Sulcus bzw. die Crista capitis getrennt sind. Der Rippenkopf ist mit dem Collum costae vom Rippenhöcker, Tuberculum costae, abgesetzt. Am Rippenhöcker ist die Gelenkfläche für den Wirbelquerfortsatz, Facies articularis tuberculi costae, zu finden. Der Rippenkörper, Corpus costae, ist im Rippenwinkel, Angulus costae, gegen den Kopf abgebogen. Dort finden man Muskelmarken der Stammesmuskulatur, die Tuberositas m. longissimi, -iliocostalis und -scaleni (nicht beim Wdk.). Kaudomedial läuft der Sulcus costae für die Intercostalgefäße und –nerven. Die Verbindung zum Rippen- knorpel kann bei Sw. und Wdk. ein Gelenk oder Halbgelenk sein. Dort oder schon im Rippenknorpel (Flfr.) liegt, das Rippenknie, Genu costae, die Abknickung in Richtung Brustbein.

Das **Brustbein, Sternum,** besteht aus dem Praesternum, dem Meso- sternum und dem Xiphosternum. Beim Menschen wird das Praesternum auch Manubrium·genannt; hier setzt das erste Rippenpaar gelenkig an einer gemeinsamen Gelenkfläche (Sw., Pfd.) oder zwei getrennten Flächen an. Die Spitze ist beim Wdk. überknorpelt oder trägt einen stumpfen (Flfr., Sw.) oder kielförmigen (Pfd.) Knorpelfortsatz (Habichtsknorpel), Cartilago manubrii. Das Praesternum ist beim Sw. und Wdk. gelenkig, sonst knorplig mit dem folgenden Mesosternum, Corpus sterni verbunden. Es besteht aus mehreren Sternebrae (s.oben), die zunächst knorplig (Synchondroses ster- nales), später knöchern verbunden sind. Das Mesosternum ist stabförmig (Flfr.), platt (Sw., Wdk.) oder kielartig (Pfd.) und trägt die Incisurae costales für den Ansatz der Tragerippen. Das Xiphosternum ist beim Pfd. blatt- förmig, knorplig, sonst besteht es aus dem knöchernen Proc. xiphoideus, der den Schaufelknorpel, Cartilago xiphoidea, trägt. Hier legt sich bei- derseits der Rippenbogen an und bilden so den Angulus arcuum costalium, in den der Schaufelknorpel hineinragt.

Gelenke und Bänder

Die Wirbel sind außer durch die Bandscheiben noch durch Wirbelgelenke verbunden. So besitzen die Wirbel (außer 1. und 2. Halswirbel, Kreuz- wirbel, und hintere Schwanzwirbel) jeweils vier Gelenke, zwei nach vorn und zwei nach hinten zwischen den entsprechenden Gelenkfortsätzen. Es sind die zygapophysealen Wirbelgelenke, die funktionell Schiebegelenke mit fast ebenen Gelenkflächen darstellen. Je nach ihrer mehr horizontalen oder mehr sagittalen Stellungen ermöglichen sie mehr Seit- oder mehr Dorso-ventral-Bewegungen, und in ihrer Gesamtheit die Beweglichkeit der Wirbelsäule. Gesichert werden Bandscheiben und Gelenke durch verschiedene Bänder. Dorsal und ventral durch die Ligg. longitudinale dorsale und ventrale. Außerdem gibt es gemeinsame Bänder zwischen den Dornfortsätzen (Lig. supraspinale), zwischen den Querfortsätzen (Ligg. intertransversaria) und im Halsbereich das elastische Lig. nuchae. Die schon erwähnten Rippengelenke sind mit zahlreichen langen und kurzen Bändern mit den Wirbeln verbunden. Weitere Gelenke und Bänder befinden sich zwischen 1. und 2. Halswirbel und Hinterhaupt und beim Pferd gelegentlich zwischen letzten Lendenquerfortsätzen und dem Kreuzbein.

Wirbelkanal und Rückenmark

Der Wirbelkanal und der Sakralkanal sind innen von der inneren Knochenhaut, Endorhachis ausgekleidet. Am Boden verlaufen ein Längsband über die Wirbelkörper und die Wirbelblutleiter zur venösen Entsorgung. In einem fettgewebsreichen Bindegewebe laufen auch Aa. spinales aus den regionalen Gefäßen (Aa. vertebralis, intercostales, lumbales, sacralis, caudalis) mit ihren Rami canalis vertebralis, die sich mit Längs- und Queranastomosen verbinden. Sie geben für die Wirbel nutritive Gefäße und für das Rückenmark die Aa. nervomedullares ab. Letztere durchdringen die Meningen und zweigen sich in Aa. radiculares dorsales und ventrales, durch Anastomosen verbunden, auf. Die ventralen Äste verbinden sich zur A. spinalis ventralis, die in der ventralen Fissur des Rückenmarks läuft. Um das Rückenmark, die Spinalganglien und die Spinalnervenwurzeln sind die spinalen Meningen ausgebildet. Außen die Dura mater spinalis, die an den ersten Halswirbeln, dem Kreuzbein und jeweils an den Zwischenwirbellöchern mit Bändern befestigt ist. Innen folgt die Arachnoidea, die zur Dura die bandartigen Verdichtungen, Ligg. denticularia, besitzt und direkt dem Rückenmark auf, liegt die Pia mater spinalis. Zwischen Endorhachis und Dura liegt das Spatium epidurale und zwischen der Arachnoidea das Cavum subarachnoidale mit Liquor cerebrospinalis gefüllt. So ist das Rückenmark mehrfach geschützt. Das Rückenmark ist nicht segmentiert, wird aber nach den jeweilen Wirbelabschnitten in die Pars cervicalis, Pars thoracica, Pars lumbales, Pars sacralis, und Pars caudalis eingeteilt.

Durch das differentielle, fetale Wachstum bleibt das Rückenmark im Wachstum hinter den Wirbeln zurück, was den scheinbaren Aufstieg des Rückenmarks, Ascensus medullae spinalis, zur Folge hat. Kaudale Nervenwurzel laufen deshalb als Cauda equina gebündelt im Sakralkanal, und die Pars caudalis im Conus medullaris liegt tierartlich unterschiedlich weit im Lenden- oder Kreuzbereich. Durch die Wirbellöcher bedingt, laufen alle Spinalnerven segmental geordnet aus dem Wirbelkanal heraus. Die Spinalganglien sitzen im Bereich der Zwischenwirbelöffnungen. Das Rückenmark hat eine Hals - und eine Lendenanschwellung, Intumescentia cervicalis et lumbalis, bedingt durch die größeren Kerngebiete für die Vorder- und Hintergliedmaße. Das schwache Schwanzmark spitzt sich zum Conus medullaris mit dem Filum terminale zu. Auch die Hüllen bilden jeweils eine Schicht für das Filum terminale aus.

Epi- oder Extraduralinjektionen werden am besten hinter dem Conus ausgeführt. Das ist beim Hund beispielsweise vor dem Kreuzbein im Spatium interarcuale lumbosacrale, bei den Großtieren besser hinter dem Kreuzbein im Spatium interarcuale sacrococcygeum möglich. Am Rückenmark selbst sind die Furchen makroskopisch kaum auszumachen. Im histologischen Schnitt sind aber die Furchungen, Sulcus medianus dorsalis, Sulcus lateralis dorsalis, Fissura mediana ventralis und im Halsmark auch der Sulcus intermedius dorsalis zu erkennen und grenzen Dorsal-, Lateral- und Ventralstränge von einander ab. Außen ist die weiße Substanz, Substantia alba, die die Leitungsbahnen enthält und innen, schmetterlingsförmig die Substantia grisea mit den verschiedenen Neuronen.

Das Rückenmark wird an fertigen Präparaten studiert, kann aber auch bei der Präparation der Beckengliedmaße mitstudiert werden.

Haut- und Rumpfmuskulatur

In der oberflächlichen Faszie ist der Hautmuskel, M. cutaneus trunci, der auch die Kniefalte mitbildet, eingeschlossen. Die Rumpfmuskulatur besteht aus der Rückenmuskulatur, der Schwanzmuskulatur der Bauch- und Brustmuskulatur, dem Zwerchfell und der Halsmuskulatur. Im Hals-Brust-übergang kommen noch die vorderen Schultergürtelmuskeln, die lange Zungenbeinmuskeln und die vorderen Brustmuskeln dazu, so daß im Halsbereich die kompliziertesten Verhältnisse herrschen:

Halsmuskulatur, tiefes System
Mm. capitis
M. transversospinalis
M. semispinalis capitis et cervicis
M. biventer cervicis
M. complexus
Mm. multifidi
Mm. rotatores
Mm. interspinales
Mm. intertransversarii cervicis
M. longus capitis et colli
Halsmuskulatur, mittleres System
M. erector spinae
M. iliocostalis
M. longissimus cervicis et atlantis
M. spinalis cervicis
Halsmuskulatur, oberflächliches System
M. splenius
Mm. scaleni
M. longus colli
vordere Schultergürtelmuskulatur
M. sternocleidomastoideus
M. serratus ventralis cervicis
M. omotransversarius
M. trapezius, pars cervicalis
M. rhomboideus cervicis et capitis
Lange Zungenbeinmuskeln
M. sternohyoideus

M. omohyoideus

Hautmuskel

M. cutaneus colli et omobrachialis

Brustmuskulatur

Die Brustmuskulatur umfaßt die Muskel an und zwischen den Rippen, abgesehen von den Schultergürtelmuskeln:

Mm. levatores costarum

Mm. intercostales externi et interni

Mm. subcostales

M. retractor costae

M. transversus thoracis

Das Zwerchfell

Pars lumbalis mit Crus dextrum et sinistrum

Hiatus oesophageus, Hiatus aorticus

Arcus lumbocostalis

Pars costalis

Pars sternalis

Centrum tendineum mit Foramen venae cavae

Bauchmuskulatur

M. obliquus externus abdominis

M. obliquus internus abdominis

M. cremaster

Lig. (Arcus) inguinale

Tendo praepubicus

M. rectus abdominis mit Intersectiones tendineae

Vagina m. recti abdominis mit Lamina ext/int.

M. quadratus lumborum

Die Stammesmuskulatur wird am Rumpf des Hundes studiert und eventuell präpariert, das Zwerchfell und die Bauchmuskulatur werden beim Situs genauer besprochen und präpariert (siehe dort).

Das periphere Nervensystem

Die afferenten Fasern des peripheren Nervensystems gehen zu den Spinalganglien der dorsalen Wurzeln des Rückenmarks. Die efferenten Fasern ziehen über die ventralen Wurzeln bzw. deren Fila radicularia in die Peripherie. Im Bereich der Forr. intervertebralia vereinigen sich die Wurzeln und bilden den Stamm des Spinalnerven, Truncus nervi spinalis. Dieser gibt zuerst den sensiblen R. meningeus zu den Meningen und die vegetativen Rami communicantes albi et grisei zum Grenzstrang ab und teilt sich dann den Ramus dorsalis und den den stärkeren Ramus ventralis, die beide Äste an die Muskeln und die Haut liefern.

Aus dem Nucleus intermediolateralis des Rückenmarks ziehen rechts und links in jedem Brust- und Lendensegment sympathische Fasern jeweils über den Ramus communicans albus in den Grenzstrang, Truncus sympathicus. Hier oder im weiteren Verlauf können die präganglionären Fasern auf postganglionäre Fasern umgeschaltet werden, dh. über eine Synapse wird die Erregung auf ein zweites Neuron übertragen, das die Erregung zum Erfolgsorgan (Rami splanchnici) oder zu den Dorsal- und Ventralästen der Spinalnerven (Rami communcantes grisei) überträgt. Der Grenzstrang stellt eine paarige Ganglienkette rechts und links neben den Wirbelkörpern der Brust- und Lendenwirbel dar, die durch Rami interganglionaris und Rami transversi strickleiterartig miteinander verbunden sind. An der Schädelbasis liegt das erste Ganglion (cervicale craniale), sein stark verlängerter Ramus interganglionaris liegt als Teil des Truncus vagosympathicus neben der A. carotis communis und endet am Ggl. cervicale medium. Dieses geht über die Ansa subclavia zum Ggl. cervicale caudale, das postganglionäre Fasern über den N. vertebralis an die Halsnerven bringt. Das Ggl. cervicale caudale ist mit den ersten Brustganglien zum Ggl. stellatum (Ggl. cervicothoracicum) verbunden. Im Schwanzbereich gibt es noch den Grenzstrang, aber keine Rami communicantes mehr. Die letzten Brustganglien entlassen jederseits den N. splanchnicus major, der dorsal über das Zwerchfell zum Ganglion coeliacum zieht. Dieses gehört zu einer Kette von prävertebralen Ganglien, wie das Ganglion mesentericum craniale und -caudale, die postganglionäre Fasern zu den verschiedenen Organen bringen. Das Ggl. mesentericum craniale, das Ggl. coeliacum und das Ggl. suprarenale liegen meist sehr dicht zusammen, umgeben vom größten vegetativen Geflecht des Körpers, dem Plexus solaris. Die prävertebralen Ganglien sitzen auch sonst ventral der Aorta von einem autonomen Plexus umgeben (z.B. Plexus mesentericus cranialis) und bekommen auch parasympathische Fasern, die im Brust- und Bauchbereich vom N. vagus und im Beckenbereich von den N. pelvini (aus dem Nuc. intermediomedialis des Rückenmarks) stammen. Der N. vagus versorgt die Organe bis zum Colon transversum, dahinter versorgen die Nn. pelvini die Bauchorgane. Die parasympathischen Fasern aus dem Beckenraum werden über die Nn. hypogastrici, die vom Plexus pelvinus im Gekröse des Colons (Rectums) bis zum Plexus mesentericus caudalis verlaufen, in die Bauchregionen geleitet. Im Kopfbereich geben drei weitere Gehirnnerven (III, VIII, IX) parasympathische Fasern ab. Gehirnnerven und Gehirn werden im bei der Kopfpräparation behandelt.

Das periphere Nervensystem, besonders das vegetative Nervensystem, wird beim Situs studiert.

Der Situs

Situs heißt „Lage" und ist auch der Name der Übung, bei der es um das Studium des Situs viscerum, der Eingeweidetopographie, geht. Weil man früher zur Vorbereitung der klinischen Sektion die verschiedenen Organe planvoll entnommen hat, wurde der Situs auch Exenterationsübung genannt. Um die Lage der Organe und ihrer Gekröse zueinander und in Bezug auf die Körperhöhlen zu verstehen, ist dabei auch die Kenntnis der Lageentwicklung der Organe wichtig. Genau genommen ist der Situs die krönende Gesamtschau der Anatomie, bei der man alle Kenntnisse der systematischen, topographischen und angewandten Anatomie einbringen kann. Das wird später nicht nur in der Prüfung, sondern auch in der täglichen Praxis erwartet. Immer wieder ist dann die Frage wichtig: wo setzte ich Injektionen, -höre bestimmte Organe ab, -palpiere bestimmte Strukturen oder punktiere Binnenräume. Daß das angloamerikanische System bei der reinen Systematik bleibt, die Situsübung nicht kennt, ist ein großer Nachteil. Wir sollten umso mehr diesen Vorsprung erhalten und nutzen.

Während die Anatomie der Körperhöhlen, der Organe und ihre Topographie in den Lehrbüchern mehr oder weniger ausführlich dargestellt sind, gibt es nur spärliche Angaben zur Situsübung selbst. Neben einigen Angaben in den einschlägigen Präparieranleitungen war lange Zeit der auf Mitschriften Ackerknechts der Vorlesungen von Sussdorf beruhende Anhang zur Exenteration der Eingeweide zum Kapitel Eingeweide im Ellenberger/Baum die wichtigste Quelle. Die dort gezeigten Schemata werden bis heute immer wieder kolportiert, meist ohne Quellenangaben, - und kaum etwas ist hinzugekommen. Die Anleitung von K. Donat liegt nur als Skripte vor und beruht im Wesentlichen auf der Exenterieranleitung von F. Preuß, die 1960 erschienen ist, aber leider nicht mehr aufgelegt wird. Aufbauend auf diesen Angaben, erweitert durch neue Erkenntnisse, soll die folgende Anleitung den Studierenden helfen, den Situs nutzbringend durchzuführen.

Alle Körperhöhlen in einer Sitzung zu studieren, ist kaum möglich. Deshalb untergliedert man die Übung in den Bauchsitus I (auch Darmsitus genannt, entspricht etwa dem Versorgungsgebiet der A. mesenterica cranialis), den Bauchsitus II (Magen-Leber-Milz-Situs, entspricht etwa dem Versorgungsgebiet der A. coeliaca), den Beckensitus (Situs der Harn- und Geschlechtsorgane) und den Brustsitus (Herz-Lungen-Situs). Damit die Übung sinnvoll wird, sollte jeder Exenteration eine theoretische Vororientierung vorausgehen. Die folgenden 6 Punkte sollen abhängig vom Vorkenntnisstand mehr oder weniger ausführlich für die jeweiligen Situsübungen besprochen werden, bevor eröffnet wird.

A) Die Vororientierung

1) Äußere Besichtigung

Hierbei werden, wie später bei einer Sektion, die Tierart, Rasse, das Geschlecht und das ungefähre Alter festgestellt. Dazu können wir verschiedene Merkmale wie Zahnalter, Hornringe, Haarbildungen untersuchen.

2) Demonstration der Hautorgane und tastbaren Knochenpunkte

Für die Orientierung sind immer bestimmte Bezugspunkte nötig. Dazu tasten wir die Rippen, den Rippenbogen, das Sternum, das Becken mit Tuber coxae, Pecten ossis pubis, Crista iliaca und die Lendenwirbelquerfortsätze ab. Das zeigt uns den Ernährungszustand und gibt uns die Grundlage für die Bestimmung der Regionen. Der Rippenbogen ist die Zusammenlagerung der Knorpel der asternalen Rippen. Sein kaudalster Punkt ist beiderseits das Ende der Regio abdominis cranialis. Der Hüfthöcker gibt uns das Ende der mittleren und der Schambeinkamm das Ende der kaudalen Bauchwandregion an.

3) Regionen der Körperwand

Die Körperwand wird in Regionen unterteilt, so daß man die Lage von Organen gut in Bezug auf die Körperoberfläche beschreiben kann. Die Einteilung der Regionen orientiert sich an markanten Knochenpunkten, wie Wirbel, Sternum, Schulterblatt, Rippen und Becken.

Der Hals ist in die Regio colli dorsalis, -lateralis, -ventralis untergliedert mit dem Sulcus jugularis. Es folgen ventral die Regio presternalis und -costalis, dorsal die Regio vertebralis thoracis, und lumbalis mit der Fossa paralumbalis. Die Bauchregionen beginnen an der Zwerchfellkuppel. Durch den kaudalsten Punkt des Rippenbogens grenzt eine Linie von links nach rechts die Regio abdominis cranialis zur Regio abdominis media ab. Diese wird kaudal durch eine zweite Querlinie durch die Hüfthöcker zur Regio abdominis caudalis abgegrenzt, die ihrerseits an der Linea terminalis endet. Je eine Linie links und rechts von der Eminentia iliopubica zum Rippenbogen untergliedert jede Bauchregion in weitere Subregionen: kraniomedial die Regio xiphoidea, lateral die Regio hypochondriaca und –parachondriaca; in der Regio abdominis media die Regio abdominis lateralis und -umbilicalis

101

und in der Regio abdominis caudalis die Regio inguinalis und -pubica mit der Plica lateralis. Um die Beckenhöhle finden sich die Regio sacralis, Regio glutea, Regio radicis caudae mit der Plica anocaudalis und der Fossa ischiorectalis, die Regio clunis und die Regio preputialis.

4) Körperwandschichten und ihre Spezialeinrichtungen

Die Körperwand der Körperhöhlen besteht, von außen nach innen betrachtet, aus der Haut und Unterhaut mit ihren zahlreichen Sonderbildungen und dem äußeren Fettkörper (Panniculus adiposus externus), der äußeren Rumpffaszie, der skelettführenden Muskelschicht (nur im Bauchbereich beim Säuger ohne Knochen) und der inneren Rumpffaszie. Auf einen mehr oder weniger starken inneren Fettkörper (Panniculus adiposus internus) folgt dann die jeweilige Serosa.

Zunächst werden die wichtigsten Sonderbildungen der Haut angesprochen. Je nach Tierart und Geschlecht finden wir mehr oder weniger Corpora mammae bzw. Mammillae masculinae. Der Nabel (Umbilicus) ist eine physiologische, postnatale Narbe ventromedian des 3. Lendenwirbels durch alle Bauchwandschichten, wo embryonal der Nabelstrang verkehrte. Die Linea alba umscheidet ihn. Beim Pferd liegt er durch den langen Brustkorb bedingt in der Regio xiphoidea, und bei männlichen Tieren direkt vor dem Präputium, das einen Hautschlauch für den Penis darstellt. Hier liegen außer beim Pferd im oberflächlichen Blatt der äußeren Rumpffaszie als Abspaltungen der Hautmuskeln die Mm. preputiales. Beim weiblichen Fleischfresser sind dafür Mm. supramammarii cran/caud. ausgebildet. Beim Eber kommt dorsomedian im Präputium der Präputialbeutel, der die Präputialbutter bildet, vor. Außer bei den Kamelen, zieht bei allen Haussäugern die Kniefalte, Plica genus (lateralis) vom Oberschenkel zum Rumpf. Sie enthält neben dem M. cutaneus trunci außer beim Fleischfresser den Kniefaltenlymphknoten (Ln. subiliacus). Das Milchnäpfchen ist beim Rind eine Blutentnahmestelle; hier tritt die Milchader (V. epigastrica cran.) im 7.-9. Interkostalraum durch die Bauchmuskeln hindurch in die V. thoracica int. ein. Die Sporader des Pferdes (V. subcutanea abdominis) geht dagegen am Rippenwinkel in die V. thoracica ext. über. Beim Schaf findet sich die Inguinaltasche als besonderer Hautdrüsenkomplex in der kaudalen Bauchregion. Beim Rind ist das breite Beckenband mit seiner Bedeutung für die Geburt zu erwähnen.

Die äußere Rumpffascie, Fascia trunci externa, ist in der Linea alba (die ventromediane, sehnige Durchflechtung der Bauchmuskeln vom Brustbein bis zum Schambein) und den Spinalfortsätzen verankert und spaltet sich in die Lamina superficialis, die in ihren Blättern die Hautmuskulatur umkleidet, und die ebenfalls mehrblättrige Lamina profunda, die um die Rumpfmuskeln zieht. Diese Lamina profunda wird besonders bei Großtieren auch als Tunica flava bezeichnet, da sie viel elastische Fasern enthält. Sie trägt zusammen mit der Muskulatur die Baucheingeweide und mit ihren Sonderbildungen das Gesäuge (Lig. suspensorium mammae) bei weiblichen Tieren und Penis und Präputium bei männlichen Tieren (Lig. suspensorium penis).

Die Bauchmuskulatur ist der aktive Teil der Bauchgurtung und besteht aus mehreren Muskeln (siehe oben) mit gegeneinander versetzten Faserzügen. Die Aktion der Bauchmuskeln nennt man Bauchpresse. In der Inspirationsstellung des Zwerchfells wirkt die Kontraktion der Bauchmuskeln druckerhöhend im Bauchraum und fördert so Parturation, Defäktion und Miktion. In der Expirationsstellung des Zwerchfells unterstützt die Bauchmuskulatur die Wirkung des Hustenreflexes.

Die Blutversorgung der Bauchwand erfolgt in der vorderen Region durch die A. thoracica interna mit ihren Rami perforantes, der A. epigastrica cran. und A. epigastrica cran. superficialis. Diese setzten sich bis in die mittlere Region fort, bekommen aber auch noch Zuflüsse von der A. costoabdominalis und den Aa. lumbales. Die mittleren und kaudalen Regionen werden von der A. circumflexa ilium prof., der A. abdominalis caudalis (aus der A. iliaca ext.) und den Aa. epigastrica caudalis und caudalis supf. (Tr. pudenoepigastricus), die auch die Aa. mammaricae abgeben, versorgt.

Der Lymphabfluß der Bauchwand erfolgt dorsal über die Lnn. lumbales proprii nahe der Forr. intervertebralia, die direkt zur Cisterna chyli führen, lateral über den Ln. subiliacus (außer Flfr.) und bei Rind die Lnn. fossae paralumbales und coxalis und ventral über die tierartlich unterschiedlich gelagerten Knoten des Lc. inguinofemorale (Lnn. inguinales supff. bzw. mammarii), die ihren Abfluss über die Lnn. iliaci medd. haben.

Die Innervation der Bauchwand geschieht durch Brust- und Lendennerven mit ihren Dorsal- und Ventralästen (Die Betäubung ist mit der Paralumbal- und der Paravertebralanästhesie möglich). Diese teilen sich jeweils in einen Ramus medialis und lateralis auf. Die Rami med. dors. versorgen die Stammesmuskulatur, die Rami laterales treten zwischen den Mm. iliocostalis und longissimus durch und teilen sich in kaudalgerichtete Rami cutanei med. und absteigende Rami cutanei lat. auf, welche mit den Gefäßen zur Haut verlaufen. Die ventralen Äste verhalten sich regional unterschiedlich. Im Brustbereich laufen sich am Rippenhinterrand subpleural (bei Sw., Wdk. und Hd. bis Th6, sonst zwischen den Interkostalmuskeln) als Nn. inter-costales und teilen sich in drei Äste auf: a) Rami musculares, b) Rami per-forantes, die den jeweils zweiten Hautast abgeben (Ramus cutaneus lat. bzw. bei Sw. und Flfr. R. mammarii latt.) und c) der Ramus medialis der subpleural am M. transversus abdominis zieht und den dritten (ventralen) Hautast, Ramus cutaneus ventralis bzw. Rr. mammarii medd., abgibt. Der letzte Interkostalnerv ist als N. costoabdominalis extra benannt. Bei den Lendennerven sind die dorsalen Hautäste die Nn. clunium crann./medd., die hinteren Ventraläste der Lendennerven bilden das Lendengeflecht. Berücksichtige die tierartlich unterschiedlichen Hautfelder des Lenden-geflechts. Schichten und Muskulatur der Brustwand und Beckenwand sind in ähnlicher Weise zu besprechen.

5) Vororientierung über die Körperhöhlen

Körperhöhlen sind sinngemäß alle im Körper befindlichen Höhlen. Entstehung, Verteilung, und Aufbau sind aber sehr unterschiedlich. Im Kopf befinden sich einerseits ekto- und endodermal gebildete Höhlen, die mit Schleimhaut ausgekleidet sind, wie die Nasen, Mund-, Rachen-, Kehlkopfhöhle und andererseits aus Bindegewebsspalten entstandene Höhlen wie die Schädelhöhle, und die Augenhöhle. Im Hals liegt nur ein

Teil des ebenfalls als Bindegewebsspalt entstandenen Wirbelkanals. Die Extremitäten besitzen keine Höhlen, während der Rumpf mesodermale, aus dem Coelom entstandene Serosenhöhlen wie die Brustfellhöhlen, die Herzbeutelhöhle und die Bauchfellhöhle enthält. Bevor man die Serosenauskleidung dieser Höhlen kannte, hat man von Brust-, Bauch- und Beckenhöhle gesprochen, die man heute auf die von der inneren Rumpffaszie umfaßten Bindegewebsspalten bezieht, was die Betrachtung dieser Höhlen kompliziert. Verwendet man also weiterhin die Begriffe Bauch-, Brust- und Beckenhöhle, muss man sich darüber klar sein, daß es sich, historisch bedingt, nur um die von der inneren Rumpffaszie ausgekleideten Bindegewebsspalten handelt. Besser ist es, diese Begriffe nicht mehr zu verwenden (Künzel und Luckhaus 1964).

Körperhöhlen im Rumpfbereich

Im Rumpfbereich liegen beim Säuger also vier seröse Höhlen: zwei Brustfellhöhlen, die Herzbeutelhöhle und die Bauchfellhöhle. Dorsal sind diese durch die Wirbelsäule und die Stammesmuskulatur geschützt, vorn durch den Hals, hinten durch das Diaphragma pelvis und ventrolateral durch die Brustwand, Bauchwand und Beckenwand.

Die Brustfellhöhlen

Die rechte und linke Brustfellhöhle, Cavum pleurae dextrum et sinistrum, reichen vom Zwerchfell bis zur ersten Rippe, bzw. mit ihren Cupulae pleurae (Flfr., Wdk.) über sie hinaus. Damit können die Brustfellhöhlen die vom Brustkorb gebildete Höhle, Cavum thoracis, über die Apertura thoracis cranialis hinaus überragen, reichen aber wegen des Zwerchfells nicht bis zur Apertura thoracis caudalis. Beide Pleuralsäcke stoßen außen mit ihrem Wandblatt (Pleura parietalis) auf die Fascia endothoracica, die die Brusthöhle (Cavum pectoris) als Bindegewebsspalt begrenzt. Die Pleura parietalis lässt sich, je nach überzogenen Gebilden, in die Pleura costalis, -sternalis, und −diaphragmatica einteilen. Nach innen liegen beide Pleuralsäcke mit ihrer Pleura mediastinalis dem Mittelfell an und stellen so das dorsale und ventrale Gekröse des Oesophagus dar. Leider wird in den Lehrbüchern die Pleura mediastinalis unrichtig als Wandblatt beschrieben. Dann müsste aber innere Rumpfaszie unterlagert sein, und es würde so zwei Brusthöhlen geben. In korrekter Weise wird die Pleura mediastinalis aber als Gekröseblatt beschrieben. Die Pleura mediastinalis, deckt im Mediastinum gelegene Organe ab und kann dann, wie beim Herzbeutel die Pleura pericardiaca, entsprechend benannt werden. Manche Strukturen, wie der Thymus oder der N. phrenicus, ziehen Nebengekröse aus. Bei der Vena cava caudalis ist dies als Plica venae cavae extra benannt, da diese sehr große Falte den Recessus mediastini im rechten Pleuralsack abgliedert. Auch zu den Lungenwurzeln zieht jeweils ein Nebengekröse, die Plica pulmonale ab. Die Lunge selbst ist mit der viszeralen Lamelle, dem Lungenfell (Pleura pulmonalis), überzogen. Bei der Ausatmung liegen kaudal die Pleura diaphagmatica und -costalis eng zusammen und bilden so den Sinus oder Recessus costodiaphragmaticus. Weitere, durch den Mittelfellschiefstand gebildete, Buchten haben nur theoretische Bedeutung.

Das Mediastinum läßt sich in kraniale, mittlere, dorsale, ventrale und kaudale Abschnitte gliedern und enthält rechts vom Oesophagus das bis zur Herzbasis vordringende Cavum mediastini serosum. Hat diese Bauchfell-einstülpung am Zwerchfell noch Verbindung zum Peritonealsack, nennt man diesen von Sussdorf beschriebenen Raum auch Bursa infracardiaca. Ist die subpleurale Fettschicht nicht zu stark, lassen sich bei Eröffnung der Pleuralhöhlen, neben den intrapleuralen Organen wie Lunge und Thymus, zahlreiche retropleurale Strukturen sehen, wie zum Beispiel die Aorta thoracica mit ihren Aufzweigungen, die A. thoracica interna, der Tr. costocervicalis, die A. bronchooesophagica, die V. cava cranialis und die V. azgos, das Ggl. stellatum, der N. vagus, und der N. laryngeus recurrens.

Die Herzbeutelhöhle

Das Cavum pericardii stellt von den vier Serosenhöhlen im Brustraum das vorderste Coelomderivat dar. Außen sitzt der fibrösen Grundschicht, dem Pericardium fibrosum, die Pleura pericardiaca auf. Nach innen folgt das Pericardium serosum, das parietale Blatt der Herzbeutelhöhle, das an der Herzbasis ansetzt und dann in die Lamina visceralis, das Epicardium, übergeht. Dabei werden auch die großen Gefäßursprünge umkleidet, Vaginae arteriorum et venarum, und Tunnel zwischen Aorta, Truncus pulmonalis und Vorhöfen (Sinus tranversus pericardii) und zwischen linken und rechten Lungenvenen (Sinus obliquus pericardii) gebildet. Eine Verstärkung der fibrösen Schicht von der Spitze aus zum Sternum (Pfd.,

Wdk., Sw.) bzw. Zwerchfell (Flfr.) ist die Grundlage der Plica (Lig.) sterno-
bzw. phrenicopericardiaca (bei Sw. und Wdk. mehrere).

Die Bauchfellhöhle

Das Cavum peritonei hat von den vier serösen Höhlen die größte
Ausdehnung und ist auch am stärksten gegliedert. Es beginnt hinter dem
Zwerchfell mit dem intrathorakalen Teil, außen etwa durch die vorderste
Bauchwandregion umschrieben. Die folgende Region umschreibt etwa den
Bauchteil, und dahinter folgt in der Beckenhöhle der Beckenteil. Der
sogenannte retroperitoneale Teil der Beckenhöhle stellt keine Körperhöhle
mehr dar, sondern den bindegewebig-muskulösen Beckenverschluß,
Diaphragma pelvis.

Der peritoneale Teil besteht aus den Aussackungen des Peritoneums,
Excavationen, um die nach außen durchtretenden Verdauungs- Harn- und
Geschlechtsorgane. Das Mesorectum untergliedert die Excavatio rectogenitalis in zwei Fossae pararectales. Die Excavationen sind auch seitlich
gut abgegrenzt, da die Harn- und Geschlechtsorgane zusätzlich seitliche
Gekröse, im Form der lateralen Harnblasenbänder (Plicae lateralia vesicae
mit den obliterierten Umbilicalarterien in Form der Ligg. teretia vesicae),
des Mesometriums bzw. Mesoductus deferens und der Plica intercornuale
bzw. interdeferentiale, besitzen, die sich aus der embryonalen Plica
urogenitalis (mesonephridica) entwickelt haben. Die sehr flache Excavatio
pubovesicalis ist durch die Plica vesicae mediana, ein ehemaliges ventrales
Gekröse für Blase und Urachus, ebenfalls zweigeteilt.

Der Bauchteil enthält die verschiedenen, intraperitonealen (ganz vom
Bauchfell umgeben wie der Darm) und retroperitonealen (vom Bauchfell
nur auf einer Seite bedeckt wie die Nieren) Organe und besitzt durch den
Hodenabstieg bedingt mit dem Processus vaginalis bei männlichen Tieren
(und event. auch bei der Hündin) eine weitere Ausstülpung. Er tritt über die
Inguinalringe mit der inneren Rumpffaszie (F. spermatica int.) nach außen
in den Skrotalbeutel, geschützt durch verschiedene Hodenhüllen wie die
Tunica dartos und die Fascia spermatica externa. Über den Anulus vaginalis
gelangt man über den engen Canalis vaginalis in das Cavum vaginale mit

dem Hoden und Nebenhoden. Hier heißt das Wandblatt des Peritoneums Periorchium, und ist über das Intermediärblatt, Mesorchium, mit dem Organblatt, Epiorchium, verbunden. Am Samenstrang, Funiculus spermaticus, im Canalis vaginalis lässt sich ebenfalls ein Perifuniculus, ein Mesofuniculus und ein Epifuniculus unterscheiden. Abspaltungen davon sind das Samenleitergekröse, Mesoductus deferens, und die Plica vasculosa. Von außen sieht man im engen Teil den Hals und im weiten Teil den Körper des Scheidenhautfortsatzes.

Die Bauchfellhöhle ist unpaar, da dem Darm ein ventrales Gekröse, das dem Mediastinum vergleichbar wäre, fehlt. Allerdings hat neben der Harnblase der Magen noch ein ventrales Gekröse, das Mesogastrium ventrale, das mit einem proximalen Teil, dem kleinen Netz, zur Leber zieht und sich distal von der Leber als Plica falciforme zur ventralen Bauchwand fortsetzt. Der Magen macht embryonal eine Drehung durch, so daß seine ursprünglich dorsale Kurvatur nach kaudoventral und der Magenausgang nach rechts gelangt und damit auch die Richtung der Darmdrehung vorbestimmt. Das ehemalige dorsale Gekröse verlängert sich stark und deckt als großes Netz (Omentum majus, Epiploon), ganz oberflächlich gelegen, beim Fleischfresser bis auf das Duodenum descendens alle Darmteile ab. Von seinem Ursprung an der dorsalen Bauchwand aus, zieht es mit seiner Paries profundus nach kaudal, wendet sich vor der Harnblase um und läuft als Paries superficialis zum Ansatz an der großen Kurvatur des Magens. Im tiefen Blatt entwickelt sich die Bauchspeicheldrüse, die deshalb mit dem linken Schenkel dort eingelagert ist, ihr rechter Schenkel zieht mit der Fortsetzung des Dorsalgekröses, in das Mesoduodenum. Im oberflächlichen Blatt entwickelt sich die Milz, die deshalb nahe der großen Magenkurvatur mit dem Milznetz ansetzt. So hat das große Netz einen großen Abschnitt, das Beutelnetz, und daneben noch das kleinere Milznetz. Beim Fleischfresser kommt als dritter Abschnitt noch das Segelnetz dazu, das eine kaudale Verstärkung des Netzes vom Milzhilus zum Mesocolon descendens darstellt. Beim Wiederkäuer fehlt nicht nur das Segelnetz, auch das Milznetz verkürzt sich durch die Pansenentwicklung zum derben Ligamentum gastrolienale. Hier entwickelt sich zusätzlich der Pansen in das große Netz, so daß die Netzverhältnisse bei den Wiederkäuern modifiziert werden.

Die Paries profundus zieht beim Wiederkäuer von dem nach rechts gedrängten Ursprung am Mesoduodenum an die rechte Pansenlängsfurche, schlägt sich in der Kaudalfurche um und zieht als Paries superficialis von der linken Pansenlängsfurche über den ventralen Pansensack zum Ansatz an der großen Kurvatur des Labmagens und des Duodenums. Zwischen beiden Blättern liegt der Recessus caudalis der Bursa omentalis und über dem tiefen Blatt befindet sich beim Wiederkäuer der Recessus supra-omentalis.

Der intrathorakale Teil der Peritonealhöhle wird ebenfalls durch die Magendrehung gegliedert. Das kleine Netz mit der Plica hepatogastrica und –hepatoduodenale, bildet von der Leber bis zum Magen und dem Darmbeginn den Boden des Netzbeutelvorhofs, Vestibulum bursae. Es ist der kaudale Teil des Recessus pneumato-hepato-pancratico-entericus (Broman, siehe Donat), der bei der Entwicklung der entsprechenden Organe vom Primitivdarm aus, entsteht. Sein vorderer Teil ist die Bursa infracardiaca, die bei völligem Abschluß zum Cavum mediastini serosum wird. Am Ventral-rand geht die V. portae vom Dorsal- ins Ventralgeköse über. Der Zugang zum Vestibulum, das Foramen omentale (epiploicum), liegt rechts hinter der Leber, zwischen Vena cava caudalis und Vena portae. Geht man dort entlang der Facies visceralis des Magens, flankiert von den Plicae gastropancreatica und -hepatopancreatica nach kaudal, kommt man über den Aditus ad recessum caudalem, in den Recessus caudalis, im Beutelnetz gelegen. Ins Milznetz hinein ragt der Recessus lienalis, abgegrenzt durch die Plica gastrolienale. Vorn links ist das Vestibulum durch die Plicae gastrophrenica und phrenicolienale geschlossen, beim Pferd zusätzlich durch die Plica renolienale, nach vorn oben befindet sich zwischen rechtem Zwerchfellsfeiler und der Leber einerseits und dem Oesophagus und der Vena cava caudalis anderseits der Recessus dorsalis omentalis. Weitere Nebengekröse gibt es zwischen Leber und Zwerchfell und verschiedenen Darmteilen.

6) Die Vororientierung über die Lage und Form der Organe

Das ist eigentlich der wichtigste Punkt der Vororientierung, denn hier soll die begründete Vorstellung über die Lage der Organe entwickelt werden, die der Praktiker später braucht. Für den Brustsitus ist das Lungenfeld, das Herzfeld und der Zwerchfellstand in Bezug auf den Brustkorb zu kennen, für den Beckensitus die Beckenmaße, der Beckeninhalt und die Lage der Harn- und Geschlechtsorgane und für den Bauchsitus die Lage von Leber, Pankreas, Magen und Darm. Zur Begründung ist die Kenntnis der embryonalen Entwicklung wichtig. So begründet sich die Beziehung von Herz und Lungen durch den frühen Herzabstieg und die spätere Lungenentwicklung. Die Lage der Harn- und Geschlechtsorgane begründet sich aus dem tierartlich unterschiedlichen Auf- und Abstieg und der spezifischen Entwicklung der Harn- und Geschlechtsorgane. Für das Verständnis der Lage der Verdauungsorgane sind die oben erwähnte Magendrehung und die Darmdrehung wichtig. Die primitive Darmschleife ist über den Ductus omphaloentericus mit dem Dottersack verbunden. Ein Rest dieser Verbindung kann später als Meckelsches Divertikel sichtbar sein. In der Gekröseachse verläuft die spätere A. mesenterica cranialis. Durch das starke Längenwachstum des Darms kommt es zur Drehung des Darms um diese Achse nach rechts bis zu 360°. Das Duodenum kommt deshalb nach rechts, in Form eines kaudal geschlossenen Hakens zu liegen, das Kolon greift von links mit einem kranial geschlossenen Haken ein. Dazwischen verteilen sich die übrigen Darmteile, nur am Rektum bleibt das ursprünglich lineare Gekröse erhalten. Durch das tierartlich unter-schiedliche Wachstum der einzelnen Darmabschnitte, insbesondere des Colon ascendens, werden diese Verhältnisse bei einigen Haussäugetieren noch modifiziert.

Bei Fleischfresser liegt nur bei starker Magenfüllung ein verändertes Bild vor. Der Darm hat insgesamt 2-6 (Hd.) bzw. 1-2 (Ktz.) m Länge.

Beim Schwein entwickelt sich das Colon ascendens zu einem Kegel, der links kranial auf den Dünndarmschlingen liegt. Außen liegen die zentri-pedalen Lagen mit je zwei Bandstreifen, innen liegen die glatten zentrifugalen Lagen. Darmlänge etwa 20-25 m.

Beim Pferd liegt das sehr große Caecum vom rechten dorsalen Quadranten der Bauchfellhöhle bis zum Sternum ventral, flankiert von dem doppelt hufeisenförmigen Colon ascendens, und verlagert das Jejunum in den linken dorsalen Quandranten. Das Netz liegt unregelmäßig zwischen den Därmen, Darmlänge ca. 25-33 m.

Beim den Wiederkäuern wird das Darmkonvolut durch die Vormägen und die Netzentwicklung in den rechten dorsalen Quadranten, in die Bursa supraomentalis, verlagert. Darmlänge bei Rind 33-63m, bei kleinen Wiederkäuer 33-43m. Das Kolon ascendens ist doppelspiralig aufge-wunden, scheibenförmig bei Rind, tellerartig bei kleinen Wiederkäuern, umgeben von der Jejunumgirlande. Gefäße und Lymphknoten liegen beim Rind zwischen Kolon und Jejunum, beim kleinen Wiederkäuer zwischen der letzten zentrifugalen Windung. Der Pansen füllt vom Zwerchfell bis zum Beckeneingang den linken Teil Bauchfellhöhle aus und nimmt mit dem kaudoventralen Blindsack auch einen Teil der rechten Seite ein. Die Facies parietalis des Pansen liegt der linken Bauchwand an. Die Haube liegt zwischen Zwerchfell und ventralen Pansensack links im intrathorakalen Teil der Bauchfellhöhle im Bereich des 6.-9. Interkostalraums. Der Blättermagen (beim kleinen Wdk. oval und kleiner als die Haube) liegt rechts zwischen 8.-10. Rippe und berührt nur beim Rind die Bauchwand im 6.-11. ICR (Interkostalraum). Der Labmagen liegt kaudal der Haube der ventralen Bauchwand zwischen den Rippenbogen an.

B. Die Exenteration für den Bauchsitus I

1. Eröffnung der Bauchhöhle und Bestimmung der Darmabschnitte

a) Vor der Eröffnung Euter bzw. Penis mit Präputium umschneiden und bis zur A. pudenda ext. zurückklappen. Beachte die Mm. praeputiales bzw. supramammarii, das Lig. suspensorium mammae bzw. penis und die oberflächlichen Leistenlymphknoten.

b) Dann erfolgen ein Paramedianschnitt etwa fingerbreit rechts paramedian, kontrolliert durch alle Bauchwandschichten (event. die Bauchmuskeln darstellen) und danach Transversalschnitte links und rechts hinter dem Rippenbogen, um die Bauchfellhöhle übersichtlich zu eröffnen.

c) Beachte die Plica falciforme mit dem Lig. teres hepatis und dem Nabelfettkörper. Bei Katzen tritt auch öfter ein Appendix mesoilii (Rest der A. omphalomesenterica) auf.

d) Demonstriere das große und das kleine Netz und suche das Foramen omentale auf.

e) Bestimme die jeweilen Darmabschnitte und ihre Gekröse. Dazu sind beim Wiederkäuer die Netzteile zu fenstern.

Beim Fleischfresser deckt bei normaler Lage das Netz die Organe außer rechts das Duodenum descendens, links die Milz, kranial die Leber und kaudal die Harnblase. Legt man das große Netz nach vorn und den Darm nach links, wird in der Flexura secunda duodeni der Blinddarm mit der Plica intercaecale sichtbar. Hebt man die Flexura secunda (caudalis) duodeni an, wird der Verlauf des Duodenum ascendens durch die Plica duodenocolica sichtbar. Am Ende dieser Falte geht das Duodenum mit der Flexura duodenojejunalis in das Jejunum über. Das Ileum ist durch die Plica ileocaecalis und die Rr. ilei mes- und antimesenterialis abgrenzbar. Vom korkenzieherartigen Blinddarm geht das Colon ascendens ab. Es bildet zusammen mit dem Colon transversum und descendens den linken Darmhaken. Der Übergang zum Rektum ist durch die A. mesenterica caudalis im Gekröse markiert.

Beim Schwein liegt das Netz regellos zwischen den Darmteilen. Der Blinddarm liegt links, kaudal der linken Niere. Links liegt auch das Colon descendens mit dem sehr kurzen Gekröse. Das Jejunum verteilt sich von der Mitte nach rechts um den auffälligen Kegel des Colon ascendens.

Beim Wiederkäuer erst das Netz und den Magen demonstrieren. Das Duodenum beginnt intrathoracal mit der Pars cranialis, zieht mit der Ansa sigmoidea an der Leberpforte vorbei und geht am Rippenboden mit der Flexura duodeni cranialis in die intraabdominale Pars descendens über. Diese läuft nach kaudal und schlägt sich vor dem Hüfthöcker in der Flexura duodeni caudalis nach dorsomedial und dann cranial in die Pars ascendens um. Das Jejunum beginnt in Höhe der Bauchspeicheldrüse mit der Flexura duodenojejunalis und läuft am Rand der Gekröseplatte als sogenannter Kranzdarm. Kaudale Lagen können aus dem Recessus supraomentalis hervor-ragen (können den Überwurf beim Ochsen bewirken). Das Ileum beginnt mit der Plica ileocaecalis und mündet in den Blinddarm, der beim Wiederkäuer S-förmig ist (besonders groß bei der Ziege) und ebenfalls aus der Bursa supraomentalis vorragt. Das Kolon beginnt dem der dreischenkligen Ansa proximalis: vom Blinddarm nach cranial bis unter die rechte Niere, dann entlang dem Duodenum descendens nach kaudal und schließlich mediodorsal zur Ansa spiralis. Diese ist scheibenförmig beim Rind, mehr tellerförmig beim kleinen Wiederkäuer mit 2-4 Gyri centripetales und nach der Flexura centralis die Gyri centrifugales, wobei die letzte Lage bei Schaf und Ziege dichter am Kranzdarm liegt. Es folgt die Ansa distalis mit einem kaudalen und am 5. Lendenwirbel einem kranialen Schenkel, der an der vorderen Gekrösewurzel in das Colon transversum übergeht. Das Colon descendens wird am am letzten Lendenwirbel durch ein langes Gekröse zum Colon sigmoideum.

Beim Pferd sind Blinddarm und Colon ascendens nach der Eröffnung zu sehen. Deshalb werden diese beiden Darmteile zuerst anhand ihrer Bandstreifen bestimmt. Das Duodenum (etwa 1m lang) beginnt an der Leber mit der Pars cranialis und dem Diverticulum, biegt zur Flexura prima in die Pars descendens um zwischen Pankreas, Leber und rechter Kolonlage um, verbunden mit der rechten Niere über die Plica renoduodenale. Die Flexura secunda liegt am Blinddarmkopf. Das Jejunum ist in den linken dorsalen

Quandranten der Bauchfellhöhle verschoben, etwa 25 m lang. Das Ileum mit dicker, muskulöser Wand, steigt von der linken Flanke nach rechts zum Caecum auf (ca. 70cm lang) und ist über die Plica ileocaecalis mit der dorsalen Blinddarmtaenie verbunden und mündet mit den Ostium ileocaecocolicum. Das Caecum hat etwa 1m Länge und durchschnittlich 30 l Fassungsvermögen. Der Kopf ist vergleichend-anatomisch schon zum Kolon zu rechnen und wird deshalb Blindgrimmdarmkopf genannt. Über das Ostium caeco-colicum geht er in den Blinddarmkörper und mit dem Ostium intercolicum in das Colon ventrale dextrum über. Die Spitze, Apex caeci, ragt zwischen den ventralen Colonlagen zum Schaufelknorpel. Nur die dorsale Taenien reicht bis zur Spitze. Der laterale und mediale Bandstreifen sind durch die Lage der caecalen Lymphknoten und Gefäße ausgezeichnet, der laterale besitzt zudem die Plica caecocolica zum Colon ventrale dextrum und der ventrale Bandstreifen ist frei. Zwischen den Bandstreifen laufen vier Poschenreihen quer, die Poschen als Wandaussackungen des Darms getrennt durch Einziehungen der Darmwand, den Plicae semilunares. Die ventralen Kolonlagen mit der Flexura sternalis haben vier Bandstreifen, zwei ventrale (laterale und mediale), die frei (ohne Gekröseansatz) sind und deshalb auch Taeniae liberae genannt werden und zwei dorsale (laterale und mediale) mit dem Ansatz des Mesocolons, die deshalb Taeniae mesocolicae genannt werden. Die dorsale linke beginnt an der Flexura pelvina mit nur einer Taenie und ohne Poschen, und endet an der Flexura diaphragmatica, wo die rechte dorsale Lage mit drei Bandstreifen beginnt. Diese rechte dorsale Kolonlage wird Diverticulum coli, die magenartige Erweiterung des Kolons genannt. Da nur die rechten Lagen durch die Gekröse gut befestigt sind, sind häufiger Verlagerungen der linken Lagen zu finden. Das Colon transversum verliert den dritten Bandstreifen und geht ins Colon descendens mit zwei Taenien und zwei Poschenreihen über. Es ist etwa 2-4 m lang mit einem langen Gekröse. Mit den Darmabschnitten sind auch folgende Versorgungsstrukturen zu besprechen: Die Gefäßver-

sorgung über die A. mesenterica cranialis und caudalis und die Pfortader mit den Hauptzuflüssen, Lymphabflüsse und die regionalen Lymphknoten bzw. Lymphzentren, die vegetative Nervenversorgung über den Grenzstrang, die Nn. splanchnici, den N. vagus und die Nn. pelvini besprechen.

2. Aufsuchen und Durchtrennen natürlicher Gekröseverklebungen

Die Exenteration wird begonnen, indem man das Duodenum etwa auf halber Höhe und das Colon descendens vor der A. mesenterica caudalis doppelt unterbindet und durchtrennt. Beim Fleischfresser muß man dazu die Bauchspeicheldrüse etwas lösen, damit sie erhalten bleibt. Beim Schwein muss man außerdem die Verklebungen am Duodenum und Kolon lösen. Beim Wiederkäuer erfolgt die Exenteration erst mit dem Bauchsitus II (siehe dort). Beim Pferd werden die Bauchspeicheldrüse vom Kolon, das Kolon und das Caecum von der Bauchwand und dem rechtem Zwerchfellsfeiler, der rechten Niere und der Gekröswurzel gelöst und dann nach Unterbindung entfernt. Auf dem Tisch ausgebreitet lassen sich die verschiedenen Darmabschnitte auch noch einmal genau studieren.

C. Die Exenteration für den Bauchsitus II

1. Demonstration von Magen, Leber, Milz, Pankreas

Die Vororientierung und Eröffnung erfolgen wie beim Bauchsitus I. Der Bauchsitus II kann sich auch gleich dem Darmsitus anschließen.

a) Der Magen beginnt an der Kardia. Bis zum Magenknie an der großen Kurvatur und dem Magenwinkel an der kleinen Kurvatur ist der Magenkörper mit dem Fundus, danach folgt der Pylorus. Der Fundus besitzt beim Pferd den Saccus caecus, beim Schwein das Diverticulum ventriculi; der Pylorus mit dem Antrum und dem Canalis. Die Lage und Befestigung und evtl. die Schichten des Magens besprechen.

b) *Die Vormägen der Wiederkäuer sind nun mit ihren einzelnen Abteilungen in Form und Lage zu studieren. Beachte die Längsfurchen des Pansens mit dem Netzansatz, Gefäßen, Lymphknoten und Nerven. Alle Furchen entsprechen innen den Pansenfeilern. Betrachte die dorsale Verklebung und die Lage der Milz. Der Pansenstich wird 2-3 fingerbreit kaudal der letzten Rippe, 4-6 fingerbreit von den Wirbelquerfortsätzen gemacht. Die Haube liegt kuglig zwischen Zwerchfell und Pansen im 6.-9. ICR links, rechts davon der linke Leberlappen. Der Blättermagen ist bei Schaf und Ziege kleiner als die Haube, liegt zwischen Leber und ventralen Pansensack in Höhe der 8.-10. Rippe, berührt nur beim Rind die rechte, untere Bauchwand handbreit über den Rippenbogen hinaus. Kranial berührt er Leber (Gallenblase) und Zwerchfell und ragt in den Netzbeutelvorhof hinein. Der Labmagen liegt an der ventralen Bauchwand, die große Kurvatur nach links, ventral, die kleine Krümmung zum Blättermagen. Zwischen den Rippenbogen liegt er quer. Bei starker Füllung kann er sich unter den dem Recessus ruminis zur linken Bauchwand verlagern.*

c) *Die Leber liegt mit der Facies diaphragmatica dem Zwerchfell an und grenzt mit der kaudalen, konkaven Facies visceralis an Magen (Beim Wiederkäuer auch Vormagenabteilungen), Darm und rechte Niere, die entsprechende Impressionen hinterlassen. Der mittlere Dorsalrand ist der Margo obtusus, der die Impressiones oesophagea und venae cavae caudalis trägt, der Seiten- und Ventralrand der Margo acutus, der die Incisurae interlobares und ligamenti teretis trägt. Von dort zur Speiseröhre grenzt sich die Pars sinistra, und von der Vena cava caudalis zur Gallenblase (außer Pferd) die Pars dextra zur Pars intermedia der Leber ab, die ihrerseits durch die Leberpforte in eine Pars supra- und eine Pars infraportalis geteilt wird. Beachte die tierartlich unterschiedliche Lappengliederung. Beim Wiederkäuer ist die Leber durch die Vormägen nach rechts verschoben und*

116

gedreht, beim Pferd ist sie durch den Blinddarm nach links verschoben.

d) Die Milz liegt im dorsalen Magengekröse links, intrathorakal mit den Seiten zur Wand bzw. den Organen und den Rändern nach vorn und hinten. Beim Fleischfresser und beim Schwein variiert die Lage je nach Magenfüllung, während beim Pferd die Milz durch die Plica renolienale und beim Wiederkäuer durch das Lig. gastrolienale fixiert sind.

e) Das Pankreas mit Körper und Lappen liegt beim Fleischfresser vom Mesogastrium zum Mesoduodenum, beim Schwein und Pferd um die Pfortader verklebt, beim Wiederkäuer schiebt sich der linke Schenkel zwischen den dorsalen Pansensack und linken Zwerchfellspfeiler bis zur Milz, der rechte Lappen liegt an der Leber und dem Blättermagen. Beachte die unterschiedliche Bildung und Mündung der Gänge.

2. Gefäße, Lymphknoten und Nerven dieser Organe besprechen.

3. Durchtrennen der Gekröse, Verklebungen und Gefäße

Die Gekröswurzel und V. cava caudalis vor und hinter der Leber durchschneiden, den Oesophagus mit den Trunci vagales durchtrennen, Leberbänder lösen und dann Magen, Milz, Leber, Pankreas und den Duodenalstumpf unter Lösung aller Gekröse und Verklebungen herausnehmen. Beim Wiederkäuer wird zuerst der Magen entleert und separat entnommen. Auch hierbei ist es möglich die Organe noch einmal isoliert zu studieren.

D. Die Exenterartion für den Beckensitus

1. Präparation des Diaphragma pelvis

a) Nach der Vororientierung (siehe A.) wird die Haut im Bereich des Diaphragma pelvis nach Umschneidung von Anus und Vulva bzw. Skrotum und Präputium entfernt. Gefäße, Nerven, Muskeln und

Lymphknoten werden dargestellt und besprochen.

b) Anschließend werden die äußeren Geschlechtsorgane und bei weiblichen Tieren das Gesäuge (Euter) studiert.

c) Zwischen Bauchdecke und Oberschenkel auf einer Seite die Lakunen, auf der anderen Seite die Leistenringe darstellen.

2. Die Bauchfellhöhle eröffnen und die Harn- und inneren Geschlechtsorgane studieren.

a) Zunächst werden die Excavationen und ihre Beziehung zu den durchziehenden Organen gezeigt.

b) Nieren- und Harnleiter präparieren.

c) Harnblase, Plica urogenitalis und Leitungsstrukturen darstellen.

d) Ovar, Uterus, bzw. Proc. vaginalis mit Gekrösen und Leitungsstrukturen zeigen.

e) Enddarm mit Gekröse, die kaudale Gekröswurzel, und die Nn. hypogastrici demonstrieren.

3. Eventuell das Schambein (Schloßknochen) eröffnen und die Beckenhöhle studieren

a) Das Schambein seitlich durchsägen und den 'Schloßknochen' entfernen.

b) Den so eröffneten Beckenraum mit dem Plexus pelvinus und seinen Gefäßen studieren.

c) Beim männlichen Geschlecht die akzessorischen Geschlechtsdrüsen darstellen.

d) Die Endaufteilung der Aorta und die Lnn. iliaci demonstrieren.

4. Lösung der Harn- und Geschlechtsorgane von Bauch- und Beckenwand

a) Organe und ihre Gekröse lösen.

b) Das Diaphragma pelvis mit Scham und After isolieren

c) Unter Durchschneidung überspringender Gefäße die Harn- und Geschlechtsorgane und den Enddarm entnehmen.

E. Die Exenteration für den Brustsitus

1. Eröffnung der Pleuralhöhlen

a) Nach der Vororientierung mit Besprechung von Herzlage, Lungenlage und Zwerchfellstand werden beiderseits die Pleuralhöhlen eröffnet indem man 2.-9. Rippe einerseits am Hals und anderseits im Rippenknorpel durchtrennt und das Brustwandsegment entfernt.

b) Pleuralhöhlen mit den verschiedenen Pleuralabschnitten und Buchten besprechen.

c) Zwerchfell und seine Durchlässe besprechen.

2. Lungenentnahme

a) Lungen an der Wurzel entfernen und die tracheobronchialen Lymphknoten darstellen.

b) Herzbeutel und Sussdorfschen Raum darstellen.

3. Das Mediastinum studieren und entnehmen

a) Die Abschnitte des Mediastinums mit enthaltenen Organen (event. auch Thymus), mediastinale und thorakale Lymphknoten, Gefäßen und Nerven studieren.

b) Grenzstrang mit dem Ganglion stellatum, Nn. vertebrales, -splanchnici und die Ansa subclavia darstellen.

c) Aortenaufzweigung, Ductus thoracicus, Vv. cavae, V. azygos und Interkostalgefäße darstellen.

d) Truncus vagosympathicus, die Aufzweigungen des N. vagus (mit N. laryngeus recurrens) und den N. phrenicus aufsuchen.

e) Unter Beachtung überspringender Gefäße und des Lig. sterno-pericardiacum das Mediastinum mit seinen Organen wie ein Bild aus dem Rahmen schneiden (Preuß) entnehmen und das Herz und die Organe separat studieren.

Der Geflügelsitus

Das Vorgehen beim Situs des Hausgeflügels entspricht im Prinzip den oben genannten Punkten. Allerdings gibt es Strukturen, die beim Säuger nicht vorkommen, und die Nomenklatur ist auch etwas anders, denn bei der Erstellung der Nomenklatur der Vogelanatomie (NAA herausgegeben von J. Baumel 1979) wurden mehr die zoologischen Begriffe verwendet, die leider nicht ohne Weiteres mit der Nomenklatur der Haussäuger vergleichbar sind. Dennoch werde ich sie im Folgenden weitgehend berücksichtigen. Wenn zum besseren Verständnis dafür Begriffe der NAV (Nomina Anatomica Veterinaria, 2005) verwendet werden, steht die Bezeichnung der NAA in Klammern dahinter.

Vor dem eigentlichen Geflügelsitus, der vornehmlich beim Huhn ausgeführt wird, empfiehlt es sich, zunächst Haut, Federn und das Skelett des Vogels zu studieren (siehe Kompaktatlas oder Pictures of Veterinary Anatomy). Dazu einige Bemerkungen:
Die 13-15 Halswirbel (Huhn) und ein Kugelgelenk zwischen dem Condylus occipitalis und dem Atlas machen die Halswirbelsäule beim Vogel sehr beweglich. Das ist für die Gleichgewichtslage beim Flug, Landen und Fressen wichtig. Zum Schutz der Carotiden tragen die Halswirbel Hämapophysen.
Der erste und sechste Brustwirbel sind frei, die übrigen zum Os notarium verwachsen. Der letzten Brustwirbel, die 4 Lendenwirbel, die 10 Kreuzwirbel und die ersten fünf Schwanzwirbel sind zum Os lumbosacrale (Synsacrum) verwachsen. Notarium und Synsacrum tragen ebenfalls zur nötigen Flugstabilität bei. Das Os lumbosacrale ist außerdem mit den den Darmbeinen verwachsen und bildet so einen Tunnel für die Stammesmuskulatur und die innen Fossae renales für die Nieren. Kaudal hat das Huhn meist fünf freie Schwanzwirbel, die letzten fünf Schwanzwirbel sind zum Pygostyl als Grundlage des Bürzel verwachsen.
Die ersten 2 Rippen beim Huhn sind Fleischrippen, die Letzte ist asternal und die 3.-6. sind sternale Rippen aus einem Vertebral- und einem

Kostalabschnitt, die untereinander und mit den Wirbeln und dem Sternum gelenkig verbunden sind. 2.-6. Os costale besitzten kaudal gerichtete Procc. uncinati, der jeweils die kaudale Rippen erreicht und so den Brustkorb stbilisiert.

Das Sternum besitzt ventromedian einen Kamm, die Carina sterni, die kranial und kaudal je drei Fortsätze trägt: Procc. bzw. Trabeculae craniales/caudales mediani/laterales. Dazwischen liegt kranial der Sulcus articularis für das Os coraoideum, seitlich die Inc. sterni für die Rippen.

Die Ossa coxae bilden keine Symphyse. Darm- und Sitzbein umschließen das For ischiadicum. Zwischen Sitz- und Schambein liegt das Spatium ischiopubicum. Die spangenartigen Schambeine werden auch Legebeine genannt. Der Femur ist kürzer als das Os tibiotarsale, proximal mit dem Ponticulus osseus für die Streckersehne. Die Fibula ist nur eine dünne Knochenspitze. Das folgende Os tarsometatarsale trägt beim Hahn des Proc. calcarius für den Sporn und distal die Gelenkrollen für die vier Zehen aus X+ 1 Phalangen.

Die Scapula ist säbelartig, mit dem starken Coracoid und dem Humerus verbunden. Die Furcula bilden mit diesen zusammen das Foramen triosseum und ist ventromedian bindegewebig mit dem Sternum verbunden. Der Radius ist schwächer als die Ulna an der Schwungseite. Das Os carpi ulnare ist mit dem Os metacarpale V verwachsen, die übrigen Ossa carpalia und metacarpalia II und III bilden das spangenförmige Os carpometacarpale. Von den drei Fingern besitzt nur der 2. mehr als 1, nämlich 2-3 Phalangen.

Das sehr zarte Kranium besitzt nur einen Condylus occipitale (Einzelheiten siehe Kompaktatlas).

Die Haut besitzt eine Epidermis, die am Lauf (Ständer) Schuppen bildet, darunter eine dünne Lederhaut und eine fettgewebshaltige Subkutis. Insbesondere die elastische Flughaut besitzt viele Hautmuskeln. Drüsen gibt es nur an den Gehörgängen und die Bürzeldrüse, Gdl. uropygii.

1. Betrachte und bestimme die wichtigsten Elemente des Skeletts und die verschiedenen Federarten. Unterscheide Dunen und verschiedene Konturfedern (Tectrices, Remiges, Rectrices und Ornamentrices) und ihre Abschnitte Calamus, Rhachis, Hyporhachis und Vexillum mit Rami und Radii mit dem Haken- und Bogenstrahlen.

2. Schneide die Haut über dem Brustbein auf, ziehe sie zur Seite, so daß die Flugmuskulatur sichtbar wird. Stelle den M. pectoralis und den tiefer liegenden M. supracoracoideus (Heber) mit seiner Sehne durch das Foramen triosseum dar.

3. Schneide die Bauchmuskeln quer hinter dem Sternum auf und durchtrenne auf beiden Seiten das Brustbein bzw. seine Trabekel bis zur Achsel, damit das Brustbein mit Kraft hochgeklappt werden kann. So werden in der einheitlichen Körperhöhle die ventralen Leberbauchfellsäcke eröffnet und das medianen Septum (Lig. falciforme), die übrigen Septen und die Luftsäcke darstellbar.

Durch die Entwicklung von Luftsäcken aus der Lunge, wird der Thorako-abdominalraum gegliedert, ein Zwerchfell fehlt, da das dorsale sub-pulmonale Septum durch das Einsprossen der Brustluftsäcke in ein Septum horizontale und ein Septum obliquum zerlegt wird. Die Anlagen der Pleuralhöhlen bilden bei der Entwicklung zurück, dafür gibt es aber neben der Herzbeutelhöhle vier Leberbauchfellsäcke und einen Eingeweide-bauchfellsack. Die Lunge liegt im Cavum pulmonale; im Cavum subpulmonale liegen zwischen Septum horizontale und Septum obliquum jederseits die paarigen kranialen und kaudalen Brustluftsäcke. Die paarigen Hals- und der unpaare Klavikularluftsack wachsen nach kranial vor dem Herzbeutel aus. Die paarigen Bauchluftsäcke wachsen jederseits in den Eingeweidebauchfellsack ein. Nieren und Muskelmagen liegen retro-peritoneal. Die Lunge ist deshalb volumenkonstant. Die Luftsäcke dienen als Blasebalg für die Lunge und kompartimentieren gleichzeitig die Körperhöhle, um die Vogel leichter und flugtauglich zu machen. Über Divertikel der Luftsäcke werden auch große Knochen pneumatisiert.

4. Das Brustbein wird nun ganz abgehoben und Herz und große Gefäße, Trachea, Syrinx, Schilddrüse, Thymus und der Kropf dargestellt und bestimmt (siehe dazu Pictures of Anatomie bzw. den Kompaktatlas der Haustiermorphologie). Dazu wird die Haut bis zum Schnabel zerschnitten.

Das Herz entläßt nach kranial auf jeder Seite den Truncus brachiocephalicus und die vorderen Hohlvenen. Etwas weiter kranial gabeln sich beide zu den Aa./Vv. subclavia und A.a. carotis intt./V.v. jugularis. In die Gabel liegen beiderseits die linsengroßen Schilddrüsen zusammen mit den Epithelkörperchen und dem ultimobranchialen Körpern. Seitlich ziehen Thymusläppchen den ganzen Hals entlang. Zwischen der Gefäßgabel zieht die Trachea (mit Knorpelringen!) bis zum Syrinx (dem kaudalen Kehlkopfteil). Streng genommen ist die sogenannte Trachea beim Vogel der vervielfachte Ringknorpel, und die eigentliche Trachea ist kaudal des Syrinx paarig. Die Trachea wird seitlich durch den M. sternotrachealis gestützt. Unterhalb liegt beim Huhn rechts der Kropf.

5. Kopfanhänge, Ohrscheiben und Schnabel werden betrachtet, dann der Schnabel vom Winkel aus aufgeschnitten, damit Schnabelhöhle und Pharynx mit Öffnungen, Drüsen und Papillen bestimmt werden können. Dann schneiden wir den Schlund bis zum Kropf auf.

Die Schnabelhöhle steht über die Choanenspalte mit der Nasenhöhle in Verbindung. Das Gaumensegel und eine deutliche Grenze zum Pharynx fehlen. Die folgende Infundibularspalte führt in den Tubenrachenraum. Zähne fehlen (außer dem Eizahn beim Küken) und die Zunge klein, pfeilkopfförmig.

6. Nun wird der Eingeweidebaufellsack eröffnet, der Magen-Darmkanal freigelegt und seine Abschnitte und Besonderheiten bestimmt und der Muskelmagen eröffnet. Abschließend wird zwischen Kropf und Kloake der Darm unterbunden und entfernt.

Zwischen Drüsenmagen und Muskelmagen liegt die Milz (kugelig beim Huhn). Der Dünndarm beginnt mit den schleifenförmigen Duodenum mit den Pankreaslappen dazwischen, setzt sich die Jejunumgirlande fort und endet mit dem Ileum zwischen den beiden Caeca beim Huhn. Etwa in der Mitte der Darmschleife liegt eventuell das Meckelsche Divertikel. Das Colorectum mündet im Koprodaeum der Kloake.

7. Die Kloake wird durch einen Längsschnitt eröffnet und ihre Abschnitte bestimmt.

Dem Koprodaeum folgt das Urodaeum mit die Mündungen der Harnleiter und Samenleiter bzw. der Vagina. Der der Ringfalte folgende Raum ist das Proctodaeum mit der dorsalen Mündung der Bursa cloacalis.

8. Eierstock bzw. Hoden werden freigelegt. Ovar, Eileiter und Uterus werden betrachtet und entnommen.

Das funktionstüchtige, traubige Ovar liegt links, rechts liegt beim Hausgeflügel nur ein zystenartiges Rudiment. Mit dem weiten Infundibulum beginnt der Eileiter, gefolgt vom Magnum und dem engen Isthmus, als Übergang zum Uterus. Die kurze Vagina mündet in der Kloake. Der Eileiter bildet Eiklar und Schalenhaut, der Uterus die Kalkschale.

9. Zum Schluß werden die Nierenteile, ihr Pfortadersystem und die Harnleiter dargestellt.

Die Nieren haben kraniale, mittlere und kaudale Unterteilungen, zwischen denen die Nierengefäße verlaufen. Die V. cava gibt zwischen kranialer und mittlerem Lappen die Vv. renales ab, dort mit Drosselklappen zu den Vv. iliacae extt. verbunden sind. Diese verbinden ihrerseits zwischen mittleren und kaudalen Lappen zu den Vv. ischiadicae (Genaues zur Funktion siehe Lehrbücher).

Die Präparation von Hals und Kopf

Bevor wir mit der eigentlichen Präparation beginnen, müssen wir uns mit dem Schädel als Grundlage aller Weichteile des Kopfes vertraut machen.

Der Schädel

Der Schädel ist ein Verbund aus den verschiedenen Schädelknochen, die tierartlich unterschiedlich früher oder später bis auf wenige Ausnahmen miteinander verwachsen. Ganz grob kann man zwischen dem Oberschädel und dem Unterschädel (Unterkiefer) unterscheiden. Etwas genauer werden die Schädelknochen, die das Gehirn umschließen und die Schädelhöhle bzw. Hirnkapsel bilden als Hirnschädelknochen, (Ossa neurocranii) bezeichnet und ihr Verbund als Hirnschädel, Neurocranium. Es sind dies das Hinterhauptsbein, Os occipitale, das Zwischenscheitelbein, Os interparietale, das Scheitelbein, Os parietale, das Schläfenbein, Os temporale, das Stirnbein, Os frontale, das Keilbein, Os sphenoidale und das Siebbein, Os ethmoidale. Die übrigen Knochen bilden den sogenannten Gesichtsschädel, Viscerocranium, mit der Nasenkapsel und der Augenhöhle, Orbita. Die Gesichtsschädelknochen, die Ossa faciei, sind das Nasenbein, Os nasale, das Tränenbein, Os lacrimale, das Jochbein, Os zygomaticum, das Oberkieferbein, Os maxillare, das Zwischenkieferbein, Os incisivum, das Flügelbein, Os pterygoideum, das Flugscharbein, Vomer, und das Gaumenbein, Os palatinum. Dazu kommen noch der Unterkiefer, Mandibula, und das Zungenbein, Os hyoideum. Die einzelnen Knochen sind tierartlich ganz unterschiedlich ausgebildet, was die artunterschiedliche Schädelform bedingt.

In der Entwicklung entstehen einige Schädelknochen direkt aus dem Bindegewebe und bilden embryonal das Desmocranium. Bindegewebsreste zwischen dessen Knochen bildet die Suturen (Schädelnähte). Andere Schädelknochen entstehen embryonal über eine knorplige Vorstufe und bilden das Chondrocranium. Knorpelreste dazwischen bilden postnatal Fontanellen und Synchondrosen. Das ermöglicht prae- und postnatal das

125

Schädelwachstum. Später verknöchern die meisten Synchondrosen und Suturen.

Studiere die Schädel der verschiedenen Haussäuger und versuche dabei mit Hilfe der Lehrbücher die einzelnen Schädelknochen, ihre Besonderheiten und Öffnungen zu bestimmen(siehe auch folgende Kapitel). Die Schädelknochen spielen als Ansatz der Muskulatur und ihre Öffnungen als Durchtritt für Nerven und Gefäße eine wichtige Rolle (siehe folgende Prä-paration der Kopfschichten).

I. Die oberflächliche Schicht

1) Haut und Unterhaut

Die Hautoberfläche läßt sich wie auch an anderer Körperstelle in Regionen einteilen:

Kopfregionen: Regio nasalis mit Subregio naris, Ala nasalis lateralis, Subregio dorsalis nasi, Subregio lateralis nasi, Regio maxillaris, Regio oralis, Labium superius, Labium inferius, Regio mentalis, Regio buccalis, Regio mandibularis, Regio infraorbitalis, Regio orbitalis, Palpebra superior, Palpebra inferior, Crista facialis, Fossa supraorbitalis, Regio zygomatica, Regio masseterica, Regio frontalis, Regio temporalis, Regio parietalis, Regio auricularis, Regio occipitalis et retroauricularis, Regio parotidea (mit der Fossa retromandibularis), Regio articulationis temporomandibularis, Regio pharyngea, Regio laryngea, Regio intermandibularis, Regio colli dorsalis, Regio colli lateralis, Regio colli ventralis mit Subregio brachiocephalica und dem Sulcus jugularis, Subregio sternocephalica, Subregio trachealis.

Die Haut der Gesichtsregionen ist meist dünner als die der übrigen Körperregionen. In der Backen- und Kehlgangsregion ist sie leicht beweglich und faltig. In der Nasenregion ist sie nur wenig beweglich, teilweise ohne Unterhaut fest auf der Unterlage befestigt. Einige Stellen am Kopf zeigen spezialisierte Hautbereiche (siehe unten). Es folgt die meist schwach entwickelte Subkutis. Sie ist die lockere Verschiebeschicht, die auch Nerven und Gefäße führt. Außerdem können in ihr an mechanisch beanspruchten Stellen erworbene oder konstante Schleimbeutel liegen. Schon durch die Haut sind bestimmte Knochenpunkte tastbar, was für die Lageorientierung z.B. von Nervenaustrittsstellen wichtig ist.

Es folgt die Fascia capitis superficialis. Zwischen ihren Blättern liegt der M. cutaneus faciei, der mit seiner Pars labiorum in die Regio buccalis einstrahlt. Beim Rind besonders stark, bildet er auch den M. cutaneus nasi und den M. frontalis. Beim Hund hat er eine besondere Struktur, er stellt die Fortsetzung des M. cutaneus colli dar und geht am Angulus oris in den starken M. cutaneus faciei über. In der Schicht der Hautmuskulatur liegt auch noch der M. zygomaticus. Die tiefe Kopffascie, Fascia capitis profunda, ist eng mit den Gesichtsmuskeln und Speicheldrüsen verbunden. Am stärksten ist sie in der Regio buccalis und masseterica, wo sie immer aus mehreren Blättern besteht.

Bestimme die Regionen, betrachte ihre Besonderheiten, insbesondere die tastbaren Knochenpunkte zur Orientierung und beginne dann mit der Enthäutung, wobei die Haut um die Augenlider, Lippen, Ohren und Nüstern durch Umschneidung geschont wird. Die übrige Haut wird vorsichtig entfernt, ohne darunterliegende Strukturen zu beschädigen.

Die Lippen

Zu den besonderen Hautstellen zählen die Lippen, Labia oris, denn hier fehlt die Unterhaut. Die mimischen Muskeln sind direkt mit der Lederhaut verbunden und anderseits mit der Pars incisiva der Kieferknochen verbunden. Die Sinushaare um das Maul sind bis in die Muskelschicht eingebettet. Am Lippenrand liegt eine scharfe Grenze der kutanen Schleimhaut zur äußeren Haut, die auch besonders pigmentiert sein kann. An der Oberlippe, Labium superius, zieht eine seichte Rinne, das Philtrum in

Richtung Nase. Die Unterlippe, Labium inferius, geht zum Kinnwulst über, das Mentum, mit dem Torus mentalis, ein fett- und muskelgewebshaltiges Polster. Die Lippen bilden die Mundspalte, Rima oris, und gehen am Mundwinkel, Angulus oris, in der Commissura labiorum ineinander über. Die Schleimhaut auf der Innenseite enthält Lippendrüsen, Gdl. labiales. Die Lippen sind Saug-, Greif- und Tastorgan großer Beweglichkeit.

Die Nase

Nur bei Flfr. und Sw. überragt die Nasenspitze das Gesicht, sonst ist sie eingefügt. Neben dem Nasenrücken, Dorsum nasi unterscheiden wir die Seiten, die Spitze (Apex) und die Nasenlöcher, Nares. Das zwischen den Nasenlöchern gelegene Hautfeld ist beim Pfd. fein behaart und trägt auch Sinushaare. Bei der Katze trägt der Nasenspiegel feine Höcker, beim Hd. und kl. Wdk. feine Rinnen, Sulci, die Felder, Areae, unterteilen. Das gilt auch für die drüsenhaltige Rüsselscheibe beim Schwein, Planum rostrale, und das Flotzmaul, Planum nasolabiale, beim Rind. Ihre Felderungen sind individuell charakteristisch, so daß Abdrücke als Nasolabiogramm zum Identitätsnachweis herangezogen werden können. Der Naseneingang, Apertura nasi, wird von den knorpelgestützen Nasenflügeln gebildet. Beim Pferd sind Ansatz- und Seitenwandknorpel reduziert, so daß die Nase seitlich häutig, weich ist. Auch hier fehlt eine Unterhaut, die Lederhaut ist direkt mit den Nasenmuskeln und nach innen mit der Schleimhaut verbunden. Vorn ragt die von den Flügelknorpeln und dem mittleren Hilfsknorpel gestützte Flügelfalte, Plica alaris, von medial her in den dorsalen Winkel der Nasenlöcher. Die Nüster sieht bei ruhiger Atmung deshalb mondsichelartig aus, bei heftiger Atmung kreisrund gebläht. Diese Falte grenzt dorsal das " falsche Nasenloch", das in die Nasentrompete, Diverticulum nasi, einem blindendenen Hautsack, führt, vom ventralen Nasenloch ab. Das muß bei der Anwendung von Nasenschlundsonden, Endoskopen beachtet werden.

Augenlider und Tränenapparat

Eine weitere, spezialisierte Hautpartie finden wir am oberen und unteren Augenlid, Palpebra superior/inferior. Zusammen bilden sie die Rima palpebrarum, Lidspalte. Oberer und unterer Lidrand gehen nasal und temporal ineinander über (Commissura palpebrarum) und bilden den lateralen und medialen Augenwinkel, Angulus oculi med./lat. Der Lidschluß wird bei den Tieren hauptsächlich durch das Oberlid besorgt. Die Lidwinkel werden durch die schwachen Lidbänder, Ligg. palpebralia, und die Basis durch das sehnige Septum orbitale am Orbitalrand fixiert. Die Außenflächen sind feinbehaart mit Tasthaaren an der Seite. Bei Öffnung des Lider bildet sich die querverlaufende Lidfurche, Sulcus palpebrae. Am freien Lidrand, Margo palpebrae wird die Haut durch die Lidkante, Limbus palpebrae anterior begrenzt, an welcher steife Wimpernhaare, Zilien, sitzen. Am Oberlid sind sie länger und gebogen.

Die Innenfläche ist eine drüsenlose Schleimhaut, Tunica conjunctiva, an der hinteren Lidkante beginnend, Limbus palpebrae posterior, als Lidbindehaut, Conjunctiva palpebrae zum Fornix ziehend und schlägt sich dann als Augenbindehaut, Konjunctiva bulbi, auf die Sklera über. In den Bindehautsack münden temporal im Fornix superior mehrere Ausführungsgänge der Tränendrüse. Am Lidrand finden sich oben und unten zwischen den beiden Lidkanten die Mündungen der Tarsaldrüsen, Gld. tarsales (Meibomsche), 45-50 oben und 30-35 unten, modifierte Talgdrüsen, die die Augenbutter bilden (soll die Tränenflüssigkeit zurückhalten). Das derbe Bindegewebe um diese Drüsen verdichtet sich zur Lidplatte, Tarsus, welche die Festigkeit gibt. Eingelagert sind die Fasern des M. orbicularis oculi und innen der glatte M. tarsalis. Modifizierte Schweißdrüsen sind die Zeiss- und Mollschen Drüsen an den Lidern.

Das dritte Augenlid wird von einem ankerförmigen Knorpel, Blinzknorpel, Cartilago palpebrae III., gestützt. Bei Druck auf den Bulbus fällt das dritte Augenlid passiv vor, deshalb wird es auch Blinz- oder Nickhaut genannt, Membrana nictitans. Der unterschiedlich lange Stiel des Knorpels ragt in die Orbita und wird durch die Nickhautdrüse umfasst, Gdl. palpebrae tertiae, die an der Bulbusfläche der Nickhaut mündet. Am medialen Augenwinkel liegt die Tränenkarunkel, Caruncula lacrimalis, modifizierte, pigmentierte Haut mit Talgdrüsen, Haaren und Schweißdrüsen.

Der Tränenapparat, Apparatus lacrimalis, beginnt mit der Tränendrüse. Dorsal innerhalb der Orbita liegen 6-18 Ausführungsgänge im temporalen Fornix. Die seröse Tränenflüssigkeit wird durch den Lidschlag verteilt und schützt den Bulbus vor Austrocknung und sammelt sich im Tränensee (Laccus lacrimalis) um die Karunkel. Die ableitenden Tränenwege beginnen mit den schlitzförmigen Tränenpunkten am Limbus des Ober- und Unterlides. Sie führen in die dünnen Tränenröhrchen, Canaliculi lacrimales, die in den Tränensack, Saccus lacrimalis, münden (bei Schwein endet das untere Tränenröhrchen blind). Er liegt im knöchernen Tränentrichter, Fossa sacii lacrimalis am Orbitalrand des Tränenbeines. Der von dort ausgehende Tränenkanal Ductus nasolacrimalis zieht erst durch das Os lacrimale, dann in der Tränenrinne des Oberkieferbeines, durch die Nasenhöhle und mündet tierartlich unterschiedlich im Nasenvorhof (Rd., Pfd.) oder an der ventralen Nasenmuschel (Sw.). Beim Pfd. liegt die Mündung am Hautteil des Nasenvorhofes, an der medialen Fläche der Flügelfalte.

Das Ohr

Als Schalltrichter dient die Ohrmuschel, Auricula, die im Gegensatz zum Menschen beim Tier durch die Ohrmuskeln sehr beweglich ist. Die Muskeln gehören zu den mimischen Muskeln (siehe unten) und gehen direkt vom Schädel oder indirekt vom Schildchen, Scutulum, einer vor dem Ohr gelegenen Knorpelscheibe in der Unterhaut, aus. Bei Tieren hat die Ohrmuschel Tütengestalt und ist behaart. Grundlage ist der elastische Muschelknorpel, Cartilago auriculae, mit dem gewölbten Muschelrücken, Dorsum auriculae, der konkaven Tütenhöhle, Scapha, dem Vorder- und Hinterand und der Ohrspitze, Apex. Der Spitze entspricht beim Menschen das gelegentlich auftretende Ohrhöckerchen, Tuberculum auriculae (Darwini). Die Ränder sind der Helix gleichzusetzen, den Crura zwei Knorpelleisten am Grund des Vorderrandes. Die Anthelix fehlt oder ist nur als niedrige Querleiste am Trichter angedeutet. Das gilt auch für die Cymba. Am Grund bilden beide Ränder den Tütenwinkel mit Tragus und Antitragus. Letzterer gabelt sich bei Hd, Sw., und Pfd.. Dazwischen liegt die Incisura intertragica. Lateral besitzt er beim Pferd den Griffelfortsatz, Processus styloideus, der mit einem Band mit dem Luftsack in Verbindung steht. Hinter diesem liegt ein Loch für den N. auricularis internus. Hier rollt sich die Tüte zur Concha auricula ein, knickt sich und bildet das Ohrgesäß, Eminentia conchae. Dort findet sich zwischen Gesäß und Scutulum ein dickes Fettpolster, Corpus adiposum auriculae, das die gelenkartige Beweglichkeit des Ohres ermöglicht. Darunter liegt der M. temporalis. Das Gesäß enthält das Cavum conchae. Der anschließende Küraßknorpel, Cartilago anularis ist elastisch mit dem Muschelknorpel verbunden und sitzt andererseits dem Porus acusticus ext. auf. Die äußere Muschelhaut ist behaart und führt Gefäße und Nerven. Die Innere ist ebenfalls behaart mit groben Schutzhaaren besetzt. Im folgenden äußeren Gehörgang liegen feine Haare, Schweiß- und Talgdrüsen, die das Ohrenschmalz, Cerumen, bilden. Es schließt sich der knöchern gestützte Teil des Gehörgangs an, der bei Rind und Schwein sehr lang ist, und am bei allen Tieren am Trommelfell, Membrana tympanica, endet.

2) Leitungsstrukturen

a) Hautinnervation durch den N. trigeminus

Wichtigster Nerv für den Tastsinn im Kopfbereich ist der V. Gehirnnerv, der N. trigeminus. Sein N. ophthalmicus (V1) und N. maxillaris (V2) ziehen zunächst in die Orbita (siehe dort), teilen sich in sensible Äste, die auch Hautgebiete um das Auge herum versorgen.

Der N. frontalis (V1) tritt beim Pferd durch das Foramen supraorbitale zur Stirnfläche, dessen Haut er versorgt.

Der N. lacrimalis (V1) versorgt die Haut und Bindehaut am lateralen Augenwinkel.

Der N. nasociliaris (V1) gibt den N. infratrochlearis ab, der zum medialen Augenwinkel zieht und Äste an die Haut, Bindehaut, Tränenkarunkel, Nickhaut und Nickhautdrüse abgibt. Beim Pferd verläßt er die Augenhöhle an der Incisura infratrochlearis und verzweigt sich in der Haut des medialen Augenwinkels und am Nasenrücken.

Der N. zygomaticus (V2) gibt den R. zygomaticotemporalis über den Proc. zygomaticus hinweg zur Schläfengrube. Dieser verbindet sich dort mit N. auriculopalpebralis zum Plexus auricularis rostralis. Beim Rd. zieht vom R. zygomaticotemporalis noch der R. cornualis an der Crista frontalis ext. zum Genickkamm und versorgt die Haut des Hornzapfens. Ferner isoliert sich ein feiner Ast am Maxillarisstamm, der extraorbital zum medialen Augenwinkel zieht als N. zygomaticus access. und die Tränenkarunkel und den Tränensack sensibel innerviert. Der fortlaufende Ast gibt bei Hft. noch den R. zygomaticofacialis zum Unterlid und der Tarsaldrüse ab.

Der N. infraorbitalis (V2) gibt durch das Foramen infraorbitale die Rr. nasales extt. für die Haut des Nasenrückens, die Rr. nasales intt. An die Schleimhaut des Nasenloches und Naseneinganges und die Rr. labiales max. an die Haut und die Sinneshaare der Oberlippe.

Der N. auriculotemporalis (V3, N. temporalis supf. bei Hft., da dort der aurikuläre Teil schwach ist) schlägt sich um den Gelenkfortsatz des Os temporale, beim Hund von der Parotis bedeckt und teilt sich an der Oberfläche in den R. auricularis und den R. temporalis auf, wobei ersterer mit den Nn. auriculares rostr. die Ohrmuschelhaut versorgt. Der R. temporalis teilt sich in mehrere Äste:

a) N. meatus acustici ext. für den Gehörgang,

b) R. tympani für das Str. cutaneum des Trommelfells,

c) Rami parotidei zur Parotisgegend und zu den Tasthaaren der Backengegend. Sie führen auch sekretorische Fasern aus dem Ggl. oticum. Bei Sw., Wdk. und Pferd teilt er sich dann in der Parotis in einen dorsalen Ast,

d) R. transversus faciei, der mit der gleichnamigen Arterie an der Gesichtsleiste verläuft und die Haut am Kiefer, Kiefergelenk und die Haut der Massetergegend versorgt, und einen ventrale Ast,

e) R. comm cum n. facialis, der sich mit dem R. buccalis inferior n. facialium verbindet und diesem auch sensible Qualitäten für die Angesichtshaut zuführt.

Der N. mentalis (V3) tritt aus dem For. mentale und versorgt Haut, Schleimhaut und Zahnfleisch im Unterlippenbereich.

b) Motorische Innervation durch den N. facialis

Die Schädelhöhle verläßt der Facialisteil des VII. Gehirnnerven durch das Foramen stylomastoideum. Er zieht durch die Parotis nach vorn, gibt dabei noch sekretorische Rr. parotidii ab, und teilt sich dann in mehrere Äste für die mimische Muskulatur:

Der R. auricularis int. zieht nach kaudal um den Gehörgang und innerviert die kleinen Muskeln am Ohr. Ihm werden sensible Fasern vom R. auricularis n. vagi für die Haut am Ohrrücken und die Ohrinnenhaut zugeführt.

Der N. auricularis caudalis zieht von der Parotis bedeckt kaudodorsal und versorgt dabei die Auswärtszieher und Heber und bildet mit den Dorsalästen der ersten beiden Halsnerven den Plexus auricularis caudalis. Beim Flfr. gehen auch Äste an das Platysma.

Der Ramus colli, innerviert den M. auricularis ventralis. (nicht bei Rd. und Sf.- dort vom N. auriculopalpebralis).

Der N. auriculopalpebralis zieht rostrodorsal um den Ohrgrund zum Jochbogen. Er teilt sich in den R. auricularis rostralis und den R. zygomaticus (besser palpebralis) zu den Augenlidern. Der Ramus auricularis rostralis zieht um den Ohrmuschelgrund über den Jochbogen auf den M. temporalis, verbindet sich mit Trigeminusanteilen (N. zygomaticotemporalis) zum Plexus auricularis rostralis und innerviert die Mm. interscutularis, die Einwärtszieher und den großen Dreher. Der R. zygomaticus zieht über den Jochbogen zu den Augenlidern, verbindet sich ebenfalls mit Trigeminusanteilen (möglicherweise mit N. zygomaticofacialis) und innerviert den Nasenrückenmuskel, M. frontoscutularis, die Mm. orbicularis oculi und den M. levator anguli oculi medialis.

Die Rami buccales verteilen sich tierartlich unterschiedlich: Beim Hund teilt sich der R. buccalis dorsalis (superioris) und ventralis (inferioris) unter der Parotis. Der Ventrale zieht dann am Masseterunterrand entlang zur Backengegend und verbindet sich dort mit dem Dorsalen. Beim Rind ist der Ventrale sehr schwach, und beim Pferd geschieht die Aufteilung erst auf dem Masseter selbst. Über den R. comm. cum. n. fac. (N. auriculotemporalis) werden ihnen sensible Fasern zugeführt.

c) Gefäße der Oberfläche

Oberflächliche Arterien im Kopfbereich stammen aus der A. carotis externa. Sie gibt den Truncus linguofacialis mit der A. facialis ab, die beim Pferd durch den Kehlgang läuft, sich über die Inc. vasorum facialium des Unterkiefers nach lateral umschlägt und sich dann in verschiedene Äste für die Oberfläche aufteilt:

A. labialis mandibularis
A. labialis maxillaris mit der A. angularis oris
A. laterales nasi
A. dorsalis nasi
A. angularis oculi

Weitere Oberflächengefäße stammen aus der A. mentalis, der A. temporalis superficialis (A. transversa faciei, A. auricularis rostralis), der A. auricularis caudalis. Die A. supraorbitalis kommt aus der A. opthalmica ext. (maxillaris), die A. palpebralis inferior medialis und superior medialis kommen aus der A. lacrimalis und die A. infraorbitalis aus der A. maxillaris.

Die Venen entsprechen den Arterien. Sie werden über die V. jugularis entsorgt und speisen auch die Sinus venae buccalis (Facialis), -profundae faciei und -transversae faciei.

d) Lymphgefäße und Lymphknoten der Oberfläche
Lc. parotideum
Die Lnn. parotidei liegen ventral des Kiefergelenkes unter dem Ohrende der Parotis. Manchmal sind sie auch im Parenchym der Drüse eingebettet. Ihr tributäres Gebiet ist die Haut der Stirn, des Scheitels, der Augen-, Ohr-, Masseter- und Parotisgegend, außerdem erhalten sie Zuflüsse von den äußeren Kau- und Augenmuskeln, dem Stirn-, Joch-, Schläfen- und Scheitelbein. Der Abfluß geschieht über das Lc. retropharyngeum (siehe unten).

1. Vorsichtig die Faszien entfernen und die wichtigsten Äste des N. trigeminus und N. facialis darstellen.

2. Den Hautmuskel entfernen und die Äste der A. und V. facialis vom Kehlgang aus freipräparieren.

3. Die Parotis unter Schonung der durchziehenden Nerven, das Lc. parotideum und den Ductus parotideus bis zu seiner Mündung freilegen. Dazu wird der M. auricularis ventralis abgeklappt und gekürzt.

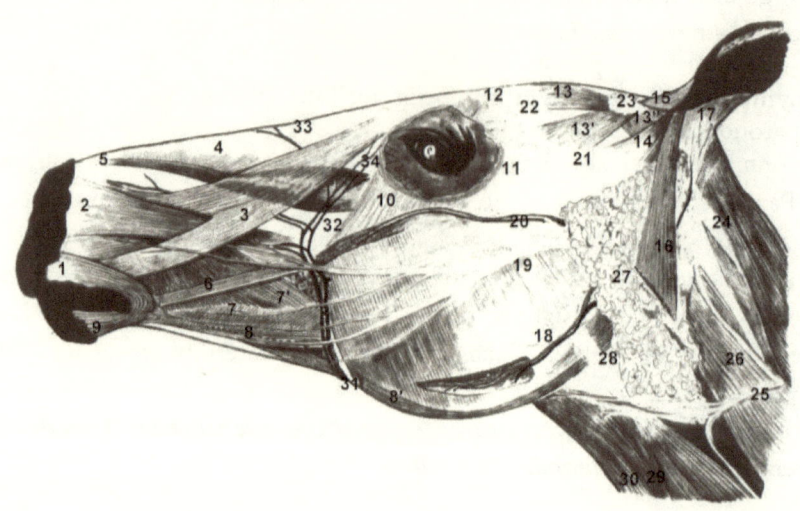

Pferdekopf, oberflächliche Schicht: 1 M. orbicularis oris, 2 M. caninus, 3 M. levator nasolabialis, 4 M. lateralis nasi, 5 M. levator labii sup., 6 M. zygomaticus, 7 M. buccinator, Pars buccalis, 7' Pars molaris, 8 M. depressor labii inferioris et anguli oris, 8' M. cutaneus faciei, 9 M. mentalis, 10 M. malaris, 11 M. orbicularis oculi, 12 M. levator anguli oculi med., 13/4 Mm. auriculares rostr., 15 Mm. auriculares dorss., 16 Mm. auriculares ventrr., 17 Mm. auriculares caudd., 18 A/V. masseterica, 19 Rr. buccolabiales n. fac., 20 A/V/N. transversus faciei, 21 N. auriculotemporalis, 22 Rr. Palpebrales, 23 Schildchen, 24/26 Halsmuskeln, 25 2. Halsnerv, 27 Parotis, 28 M. sternomandibularis, 29/30 lange Zungenbeinmuskeln, 31 A/V. facialis und Ductus parotideus, 32 A/V. labialis sup. et lateralis nasi, 33 A/V. dorsalis nasi, 34 A/V. angularis oculi.

3) Gesichtsmuskulatur

Die Gesichtsmuskulatur oder Facialismuskulatur ist auch beim Tier die mimische Muskulatur. Sie sind auch beim Tasten, Wittern, Kauen, Lautäußerungen und beim Lidschutzreflex beteiligt. Nach Lage und Funktion lassen sich vier Gruppen einteilen: Muskeln der Lippen und Backen (Pars oralis), extraorbitale Muskeln der Augenlider (Pars orbitalis), Muskeln der Nase (Pars nasalis), Muskeln der Ohrmuschel (Pars auricularis).

Muskeln der Lippen und Backen

M. orbicularis oris, Lippenschließmuskel, bildet die Lippengrundlage und die Verankerung der Tasthaare. Er steht nur indirekt über die Mm. incisivi mit dem Knochen in Verbindung, ist der Schließer der Mundspalte und übt Druck auf die Lippendrüsen aus. Die Innervation erfolgt über die Rami buccolabiales n. VII.

Mm. incisivi, Schneidezahnmuskeln, sind schwache Muskeln unter der Lippenschleimhaut, die am Alveolar- und Zwischenzahnrand entspringen und im M. orbicularis enden. Sie pressen die Lippen zusammen und an. Der Maxilläre ist auch Heber, der Mandibuläre ist auch Niederzieher der Lippen (R. buccolabiales).

M. levator nasolabialis, Nasenlippenheber. Ein platter Muskel vom Stirn und Nasenrücken zur Oberlippe und zur Nase. Zwischen seinen Portionen läuft der M. caninus. Der Levator nasolabialis hebt die Oberlippe und ist bei Pfd., Wdk., Flfr. auch Erweiterer des Nasenloches (R. zygomaticus).

M. levator labii maxillaris, Heber der Oberlippe, ein kräftiger Muskel unterhalb des medialen Augenwinkels am Os maxillare, der beim Pferd in eine mediane Sehnenplatte zieht. Er ist ein kräftiger Heber und Rückzieher der Oberlippe und des Nasenspiegels (R. buccolabiales).

M. caninus, Kiefernasenmuskel, liegt unterhalb des M. levator labii maxillaris mit schwächeren, divergierenden Endfasern, die durch den M. levator nasolabialis hindurch zum Nasenloch und der Oberlippe laufen; beim Flfr. auch in Richtung Fangzahn. Er ist Rückzieher der Oberlippe und Nasenlocherweiterer (R. buccolabiales).

M. depressor labii maxillaris, Niederzieher der Oberlippe, kommt nur beim Wdk. und Sw. vor. Er liegt dort ventral vom Caninus und strahlt in die Oberlippe und das Flotzmaul ein (R. buccolabiales).

M. depressor labii mandibularis, Niederzieher der Unterlippe, fehlt dem Flfr., sonst ist er eng mit dem ventralen Rand des M. buccinator verbunden. Er zieht rostral vom Unterkiefer vor dem Masseter zur Unterlippe und ist dessen Nieder- und Rückzieher (R. buccolabiales).

M. mentalis, der Kinnmuskel, ist eine Abspaltung des Lippenteiles des M. buccinator, bildet das Kinnpolster und ist Falter und Spanner der Kinnhaut (R. buccolabiales).

M. zygomaticus, der Jochmuskel ist ein dünnes Muskelband vom Jochbogen (Schildchen beim Flfr.) zum Mundwinkel. Er ist ein Rückzieher des Mundwinkels, beim Flfr. auch Vorzieher des Schildchens, Spanner und Beweger der Haut am Kehlgang (R. zygomaticus).

M. buccinator, der Backenmuskel ist die muskulöse Grundlage der Backe, eine Abspaltung des M. orbicularis oris, bei einigen Pferden mit dem Sonderteil M. zygomaticobuccalis (über der Mündung des Ductus parotideus). Er zieht zwischen den Alveolarfortsätzen des Ober- und Unterkiefers und ist kaudal vom Masseter verdeckt. Besonders bei den Hft. ist er ausgeprägt. Er besitzt eine Pars buccalis und eine tiefe Pars molaris, drückt die Backe an, schiebt das Futter zwischen die Zähne und regt die Backendrüsen an (R. buccolabialis).

Extraorbitale Muskeln der Augenlider

M. orbicularis oculi, Schließmuskel der Lidspalte mit der tiefen, kräftigen Pars orbitalis und der oberflächlichen Pars palpebralis ist Verenger und Schließer der Lidspalte (R. zygomaticus).

M. levator anguli oculi medialis, Heber des Oberlides, ist ein kleiner Muskel von der Stirnfascie in die mediale Partie des Oberlides. Er fehlt den Wdk., wo seine Funktion vom **M. frontalis** mit übernommen wird (R. zygomaticus).

M. retractor anguli oculi lateralis kommt nur beim Flfr. vor und zieht von der Schläfenfascie zum lateralen Lidwinkel. Er ist Rückzieher des lateralen Augenwinkels beim Schließen (R. zygomaticus).

M. malaris, der Wangenmuskel, ist eine dünne Muskelplatte (nur beim Rd. kräftig) aus der Fascie von unten in das Lid einstrahlend und wirkt als Niederzieher des Unterlides und wird deshalb auch als M. depressor palpebrae inferioris bezeichnet. Beim Rind ist er auch Heber der Backe (R. buccolabialis).

Muskeln der Nase

Kommen beim Pfd. und Wdk. vor, bei Sw. und Flfr. sind sie rudimentär oder fehlen. **M. dilatator naris apicalis, M. lateralis nasi** (mit vier Teilen), und beim Rind auch der **M. dilatator naris medialis**. Sie erweitern das Nasenloch beim Blähen der Nüstern (R. buccalis dors.).

Muskeln der Ohrmuschel

Im Gegensatz zum Menschen sind die Ohrmuskeln bei Tieren gut ausgebildet. Sie werden von den Ohrästen bzw. R. colli des N. facialis versorgt. Funktionell kann man mehrere Gruppen unterscheiden:

1. Schildspanner mit dem M. scutularis, M. frontoscutularis (mit einer Pars frontalis und temporalis), M. interscutularis und M. cervicoscutularis. Sie verändern die Lage des Schildchens und der Fascie und bzw. fixieren sie.

2. Niederzieher der Ohrmuschel, der M. auricularis ventralis bzw. parotidoauricularis zieht von der Fascia parotidea zum ventralen Muschelwinkel (R. colli).

3. Auswärtszieher, die Mm. auriculares caudd., gehen, vom langen Heber bedeckt, vom Hinterhaupt und Nacken aus, umfassen die Ohrmuschel und enden lateral an ihr.

4. Heber der Ohrmuschel, die Mm. auriculares dorss. entspringen aus der Nackengegend und ziehen zur gewölbten Dorsalfläche der Ohrmuschel. Der lange Heber (M. cervicoauricularis supf.) liegt am weitesten kaudal, der Mittlere (M. parietoauricularis) ist der kräftigste und der Kurze (M. scutuloauricularis supf. access.) ist nasal gelegen und fehlt dem Flfr. und Sw.. Sie richten die Ohrmuschel auf und erleichtern die Drehung.

5. Einwärtszieher, die Mm. auriculares rostrales, sind kleine Muskeln von der nasomedialen Seite der Muschel. Dazu gehören der obere Einwärtszieher, M. scutuloauriculares supf. dors., der mittlere Einwärtszieher, M. scutuloauriculares supf. medius, der untere Einwärtszieher, M. scutuloauricularis ventralis und der äußere Einwärtszieher, M. zygomaticoauricularis. Der mittlere ist kurz und schwach, der untere fehlt oft oder ist mit dem äußeren verschmolzen. Sie bewirken die Aufrichtung der Ohrmuschel, ändern die Stellung der Muschelspalte nach vorn, der äußere dreht auch den Ohrmuschelgrund nach vorn.

6. Dreher, die Mm. auriculares proff. (Mm. rotatores auriculae) entspringen an der Schildchenunterseite. Man unterscheidet den langen Dreher, M. scutuloauricularis prof. major und den kurzen Dreher, M. scutuloauricularis prof. minor im Fettpolster des Ohrgesäß gelegen. Sie bewirken die Drehung der Ohrmuschel und die Auswärtsstellung der Muschelspalte.

Außerdem gibt es noch 8-10 kleinere Muskeln am Gehörgang und der Muschel selbst, wie den M. styloauricularis, M. tragicus, M. antitragicus, M. caudoantitragicus, M. helicis, M. meatus cartilaginei und die Mm. transversi et obliqui auriculae. Sie bewegen Einzelteile des Stützskeletts und erweitern und verengen den Gehörgang.

4) Ohrspeicheldrüse

Die Gdl. parotis füllt den Raum zwischen dem Unterkieferast und dem

Atlasflügel, die Fossa retromandibularis. Die Außenfläche ist von der Fascia parotidea bzw. M. parotidoauricularis bedeckt. Medial hat sie eine enge Beziehung zu den Karotisästen, zur V. jugularis, zum N. facialis, N. trigeminus, Ln. parotideus und beim Pfd auch zum Luftsack. Die Kenntnis dieser Topographie ist für die Luftsackoperation besonders wichtig, da es nur wenige Stelle gibt, den Luftsack von außen ohne große Komplikationen zu erreichen. Eine davon ist das Viborgsches Dreieck, gebildet vom Unterkieferrand, dem Truncus linguofacialis und der Endsehne des M. sternomandibularis.

Die Parotis umfaßt das Ohr mit einem prä- und postaurikulären Zipfel, unten hat sie einen kurzen Kehlgangszipfel nach vorn und einen deutlichen Halszipfel nach hinten und fügt sich in die Gabel der V. jugularis ein. Kleinere Gänge sammeln sich zum Ductus parotideus, der bei Flfr. und meist bei kl. Wdk. quer über den Masseter zieht und dann in die Backe eintritt, während er bei Sw., Rd. und Pfd. zunächst an der medialen Unterkieferfläche zieht und an der Incisura vasorum auf die laterale Backenseite tritt und dorsorostral in der Backe mündet. Die Mündung liegt an der Papilla parotidea im Vestibulum buccale, auf Höhe des 2. (Ktz) 3. (Hd, Zg., Pfd.), oder 4. (Sf, Sw) maxillären Backenzahns.

1. Stelle die orale und orbitale Gruppe der Facialismuskeln dar, zertrenne den M. levator nasolabialis in der Mitte und klappe die Stümpfe auseinander, um das For. infraorbitale mit den austretenden Trigeminusästen darzustellen.

2. Präpariere von der nasalen Gruppe den M. lateralis nasi.

3. Präpariere von der aurikulären Gruppe die vorderen Schildspanner unter Schonung der Nn. auriculotemporalis et auriculopalpebralis.

II. Die mittlere Schicht

Im Bereich der Ganasche beginnt beim Pferd direkt unter der Hautmuskulatur die mittlere Schicht. Sie umfaßt zunächst den so genannten Kauapparat, bestehend aus Ober- und Unterkiefer, Kiefergelenk und Kaumuskulatur. Diese Strukturen umfaßen die Mundhöhle mit ihren Strukturen, nach ventral vom Kehlgang und seiner Muskulatur gedeckt, nach kaudal von weiteren Kopfhöhlen ihren Wandstrukturen gefolgt. Das sind die Rachenhöhle mit der Rachenmuskulatur und die Kehlkopfhöhle mit dem Kehlkopfskelett und seiner Muskulatur. Beim Pferd kommt noch der Luftsack mit den dichtbenachbarten Leitungsstrukturen dazu. Die Lage dieser Einrichtungen sind die Masseter-, Kiefergelenks-, Kehlgangs-, Rachen- und Kehlkopfgegend. Die Grenzen der ersteren sind rostral durch die Incisura vasorum, und den Vorderrand des Masseter gegeben, kaudal grenzt sie an die Regio parotidea (Halsrand der Mandibula), ventral an die Kehlgangsgegend, die bis zur anderen Seite und nach kaudal an die Halsgegend mit der Regio pharyngea und -laryngea reicht und dorsal endet sie etwa an der Crista facialis und Arcus zygomaticus. Bedeutung hat diese Gegend durch den Übertritt der A/V/N. facialis aus der Incisura vasorum auf die Angesichtsfläche. Auch der Ductus parotideus tritt hier bei Hund und Schaf über, so daß sie verletzt werden können. Früher war der Masseter beim Rd. für die Finnenuntersuchung anzuschneiden. Beim Pferd kann man die A. transversa faciei auch zum Pulsfühlen gebrauchen. Beim Pferd kommt auch gar nicht selten eine Facialislähmung durch Quetschung des Facialis über dem Masseter vor. Die Kehlgangsgegend liegt zwischen den beiden Mandibularkörpern, rostral bis zum Kinnwinkel, Angulus mentalis und kaudal bis zur Halsgrenze. Die Bedeutung ist durch die Lage der Lc. mandibulare und die A/V.facialis gegeben. Es ist auch die OP-stelle für Hypophysektomie beim Rd und die Blockadestelle für die Nn. alveolaris mandibularis, lingualis und hypoglossus. Bei Pfd, Rd. und Sw. verläuft dort auch der Ductus parotideus und schließlich liegt dort die Gdl. mandibularis. Die Kiefergelenksgegend grenzt dorsal an die Schläfengegend, rostral der Jochgegend. Klinische Bedeutung hat sie durch gelegentliche Eingriffe am Gelenk (partielle oder totale Resektion des Discus). In der Schläfengegend finden wir auch den M. temporalis, bedeckt von Fascie und Fett. Nach vorn unten ragt er bis in die zur Schläfengrube offene Orbita. Auch wenn diese schwieriger zugänglich ist, gehört sie noch zur mittleren Schicht unserer Präparation.

1) Kauapparat

a) Kiefergelenk, Articulatio temporomandibularis

Die Gelenkerhöhung bildet das Caput mandibulae des Proc. condylaris, die Gelenkvertiefung die quergestellt Gelenkfläche des Os temporale mit dem Tuberculum articulare, Fossa mandibularis mit der Facies articularis, sowie dem Proc. retroarticularis. Das Kiefergelenk stellt ein inkongruentes Walzengelenk dar, das von einem faserknorpligen Diskus articularis ausgeglichen wird. Bei Flfr. ist die Inkongruenz aber sehr gering. Die Kapsel heftet sich auch an den Diskus articularis an, so daß zwei Gelenkhöhlen entstehen, die obere, Pars discotemporalis, ist geräumiger als die untere Pars discomandibularis. Die Kapsel wird verstärkt durch das straffe Lig. laterale und das elastische, zweischenklige Lig. caudale (oraler und aboraler Schenkel) zwischen dem Proc. retroarticularis und der Basis des Proc. coronoideus (fehlt den Flfr. und Sw). Die Bewegungsmöglichkeiten sind Adduktion und Abduktion der Mandibula, Seitwärtsbewegungen (gering bei Flfr.) und geringgradiges Vor- und Zurückschieben des Unterkiefers. Die Innervation geschieht durch die Nn. auriculares rostr. n. auriculotemporalis (V3).

b) Kaumuskulatur

1. M. masseter, äußerer Kaumuskel, ein sehr sehnig, mehrfiedriger Muskel vom Jochbogen und der Crista facialis zur Außenfläche des Unterkieferastes, der Fossa masseterica, bildet mit einer großen Pars lat. und einer kleineren mehr aboral gelegenen Pars med. (tiefe) die Ganasche. Er ist

Hochzieher und Anpresser des Unterkiefers gegen den Oberkiefer und Seitbeweger des Unterkiefers bei Mahlbewegungen infolge einseitiger Kontraktion. Besonders beim Rd. ist er ein sehr kräftiger Muskel mit mehreren (3) Ursprungs- und (2) Ansatzsehnenspiegel, die in ihrer Anordnung abwechseln und zahnradähnlich ineinander greifen. Innervation: R. massetericus vom N. masticatorius (V3).

2. Mm. pterygoidei, innere Kaumuskeln, sind schwächer als der Masseter aber Synergisten, und sie ermöglichen Seitwärtsbewegungen bei der Mahlbewegung. Vom Gaumen-, Keil- und Flügelbein ziehen sie an den Unterkieferast. Man unterscheidet einen kleinen dorsolateralen- Ptergoideus lat. (zur Fovea pterygoidea) und den größeren rostromedialen Pterygoideus med., der zur Fossa pterygoidea zieht. Zwischen beiden tritt der N. mandibularis durch. Sie begrenzen seitlich den Rachenraum. Der Pterygoideus lat. ist auch ein schwacher Vorzieher des Unterkiefers, Bewegungsführer und Straffer der Kapsel bzw. des Diskus (Nn. pterygoidei, V3).

3. M. temporalis, der Schläfenmuskel ist sehr kräftig, ebenfalls stark sehnig durchsetzt. Er füllt die Schläfengrube bis zum Proc. coronoideus der Mandibula aus und ist Hochzieher und Andrücker an den Oberkiefer. Da er großen Hub und viele schnelle Muskelfasern besitzt, ist er für das schnelle Zubeißen, Schnappen verantwortlich (Rr. temporales proff., V3).

4. M. digastricus (biventer mandibulae), zweibäuchige Muskel des Unterkiefers. Er hat nur beim Msch. und Pferd zwei Bäuche, die durch eine zwischengeschaltete Sehne miteinander verbunden sind. Diese Sehne perforiert die Sehne des M. stylohyoideus. Er zieht in oroventraler Richtung zwischen dem Proc. paracondylaris zur Innenfläche des Unterkiefers. Beim Pfd. gibt der kaudale Bauch einen Ast an die Unterkieferbeule ab - Pars occipitomandibularis, die in machen Büchern auch separater Muskel angesehen wird. Zusammen wirken sie als Nieder- und Rückwärtszieher des Unterkiefers und Öffner der Mundspalte. Beim Pfd. heben sie auch das Zungenbein. Innervation des kaudalen Bauches und Occipitomandibularis durch den R. digastricus n. facialis, des rostralen Bauches durch den N.

mylohyoideus n. mandibularis. In manchen Büchern rechnet man auch den M. mylohyoideus zu den Kaumuskeln, dann müßte man aber auch den M. buccinatorius dazu rechnen, da auch er bei Kauakt beteiligt ist.

c) Lc. mandibulare

Wichtige Lymphknotengruppe für die Beschau und die klinische Diagnostik. Beim Pfd. liegen mehrere kleine Knoten pfeilspitzenförmig im Kehlgang in Höhe der Incisura vasorum facialium. Tributär: Haut der Nase, Naseneingang, Lippen, Backen, Masseter, Augengegend, Kehlgang, Facialismuskeln, Kaumuskeln, Oberkiefer, Zwischenkiefer, Tränenbein, Nasen, Stirn, Joch, Unterkieferbein, Zähne, Zahnfleisch, Zunge, Gaumen, Backenschleimhaut, Nasenhöhle, Kopfdrüsen. Abfluß: Lnn. retropharyngei med. und Ln. cervicale propf. cran.. Inkonstant sind bei Rd. die Ln. pterygoideus am Gaumen vorgeschaltet.

1. Lokalisiere das Kiefergelenk, öffne es und stelle den Diskus und die Bänder dar.

2. Fenstere den M. masseter stufenweise bis zum Unterkieferknochen, um so die Zwischensehnen, die Pars molaris buccinatorii, die Haustren und den N. buccalis darzustellen.

3. Trage die Parotis unter Schonung der Leitungsstrukturen bis auf den Kehlgangszipfel mit dem Ductus parotideus ab, präpariere den Kehlgang mit dem Ln. mandibularis und stelle die Mm. pterygoidei, -occipitomandibularis und -mylohyoideus an ihrem Ansatz am Unterkiefer dar.

145

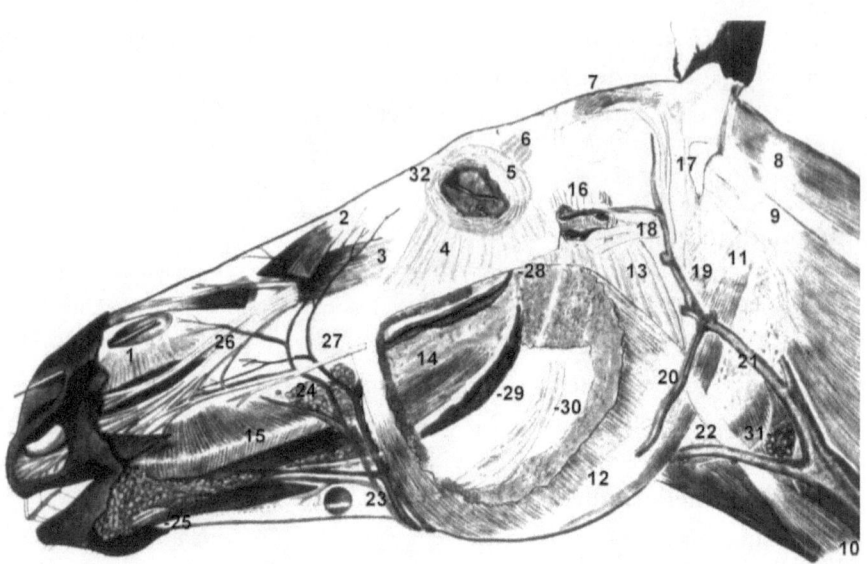

Pferdekopf, mittlere Schicht: 1 M. lateralis nasi um die Nasentrompete, 2 Stumpf des M. levator nasolabialis, 3 Stumpf des M. levator labii maxillaris, 4 M. malaris, 5 M. orbicularis oculi, 6 M. anguli oculi medialis, 7 M. temporalis, 8 M. splenius, 9 M. omotransversarius, 10 M. sternomandibularis, 11 M. occipitomandibularis, 12/13 Portionen des M. masseters, 14 pars molaris des M. buccinator, 15 pars buccalis des M. buccinator, 16 eröffnetes Kiefergelenk, 17 N. auriculopalpebralis, 18 Rr. buccalis und transversus faciei, 19 V. temporalis supf., 20 A/V. masseterica, 21 V. maxillaris, 22 Viborgsches Dreieck und Truncus linguofacialis, 23 A/V. facialis, 24 obere Backendrüsen und Ductus parotideus, 25 untere Backendrüsen, N. mentalis und M. depressor mandibularis, 26 Äste des N. infraorbitalis und A. dorsalis nasi, 27 R. buccalis dors. Und A/V. lateralis nasi, 28 Sinus venae profundae faciei, 29 Sinus venae buccalis und N. buccalis, 30 eröffneter Unterkieferkanal und N. alveolaris mandibularis, 31 Halsnerv und Halslymphknoten, 32 N. infratrochlearis.

2) Luftsack

Die Ohrtrompete, Tuba auditiva (Eustachii), verbindet Pauken- und Rachenhöhle zur Druckregulation und zum Sekretabfluß. Am Ostium tympanicum beginnt die Ohrtrompete mit einem knöchernen Teil, Pars ossea tubae auditivae, und setzt in einen knorplig gestützten Teil fort. Der stützende Tubenknorpel, Cartilago tubae auditivae, ist rinnenförmig mit einer Schleimhaut ausgekleidet, die mit dem Ostium pharyngeum tubae auditivae in den Pharynx respiratoria mündet. Deshalb wird sie auch Tuba pharyngotympanica genannt. Die auskleidende Schleimhaut besitzt Becherzellen, muköse und gemischte Drüsen und die Tubenmandel, Tonsilla tubaria. Lateral sind der Ohrtrompete beim Flfr. und Pfd. die Mm. levator und tensor veli palatini, beim Schwein und Wdk. nur der M. levator angelagert. Beim Pfd. buchtet sich die Tubenschleimhaut kaudoventral aus der Rinne des Tubenknorpels zum Luftsack, Diverticulum tubae auditivae, aus, das je mit ca. 150 ml Volumen beiderseits zwischen Schädelbasis und Atlas oberhalb des Pharynx gelegen ist. Vom großen Zungenbeinast wird diese Höhle von ventral her jeweils in eine kleinere, laterale und eine größere, mediale Bucht unterteilt. Die dünne medioventrale Wand, praktisch nur die Schleimhaut, liegt dicht an großen Leitunsgstrukturen. Hier ragt mit einer rinnenförmigen Falte, Plica neurovasculosa, die A. carotis int. und die Gehirnnerven IX-XII ins Lumen vor, sowie das Ggl. cervicale cran.. Außerdem hat der (oder die) Ln. retrophayngeus lat., Luftsacklymphknoten genannt, direkten Kontakt und kann bei Entzündungen durchbrechen. Aus diesen Grund ist die Lage des Luftsackes und der operative Zugang von außen zu kennen, wenn der natürliche Zugang über den ventralen Nasengang, das Ostium pharyngeum tubae und die Tuba auditiva etwa durch eingedicktes Sekret oder Schwellungen nicht mehr möglich ist. Dabei haben sich bei der äußeren Eröffnung zwei Methoden durchgesetzt: der Zugang nach Viborg im Viborgschen Dreieck (s. oben). Die Parotis ist dabei etwas zu mobilisieren. Das gilt noch mehr für den Zugang nach Chabert 10 mm vor dem Atlasflügelrand unter Schonung der Parotis, der V. auricularis caudalis und der Nerven am M. occipitomandibularis.

Das Lymphozentrum retropharyngeum besteht aus den Lnn. retrophargeales mediales, die dem Schlundkopf dorsolateral aufliegen, vom Luftsack bedeckt und den Lnn. retropharyngeales laterales, die in der Fossa retromandibularis, nahe der Atlasflügelgrube an der lateralen Wand des Luftsackes liegen.

1. Lege den lateralen Luftsackteil unter dem Ohr, die umgebenden Gefäße und die Lnn. retropharyngeales laterales frei.

2. Durchtrenne vor dem Kiefergelenk mit einer Knochensäge oder einem Meißel die Jochfortsätze von Os temporale und Os frontale und den Temporalfortsatz des Jochbeins.

3. Entferne Faszien, Muskelreste und eröffne die Orbita. Das Mittel- und das Innenohr können wir wegen des komplizierten Zugangs leider nicht präparieren. Einzelheiten dazu werden bei der mikroskopischen Anatomie besprochen.

3) Augenhöhle

Die Augenhöhle, Orbita, dient der Aufnahme des Augapfels und seiner Hilfsorgane. Sie wird durch die Regio supraorbitalis mit dem Margo supraorbitalis dorsal und zur Regio temporalis und frontalis begrenzt und mit der Regio infraorbitalis zur Regio nasalis und -maxillaris abgegrenzt. Nach außen haben wir zum Schutz des Auges die Augenlider und den Tränenapparat (siehe I).

a) Knochen

An der Bildung der knöchernen Wand der Augenhöhle sind verschiedene Knochen des Hirn- und Gesichtsschädels beteiligt. Das Os frontale mit Stirn- und Orbitalteil bildet den Proc. zygomaticus und die Fovea trochlearis. Das Tränenbein, Os lacrimale, bildet die Tränensackgrube, Fossa sacci lacrimalis. Das Jochbein, Os zygomaticum, schiebt sich beim Pferd zwischen die Jochfortsätze von Os temporale und -frontale. Medial ist auch die Perpendicularplatte des Gaumenbeins, Os palatinum und der Orbitalflügel des Praesphenoids beteiligt. Beim Menschen ist die Orbita basal und temporal ganz geschlossen, bei den Hsgt. zur Fossa temporalis (Crista orbitotemporalis) und zur Fossa pterygopalatina offen. Der frontale Eingang ist der Aditus orbitae mit einem Margo supra- und infraorbitalis, die beim Pfd., Wdk. geschlossen sind, bei Sw. und Flfr. dorsolateral offen, nur durch das Lig. orbitale überbrückt. Bei unserer Präparation müssen wir diese Fortsätze wegsägen. Dabei findet man unter dem Jochfortsatz des Frontale eine Grube für die Tränendrüse, Fossa glandulae lacrimalis. Im

Frontale liegt beim Pfd. das Foramen supraorbitale und am nasalen Rand die Inc. infratrochlearis für den N. frontalis und N. infratrochlearis. Die Achsen der Orbita und des Bulbus oculi divergieren und bilden einen Winkel (Flfr. gering 50°, Rd. 94°, Pfd. 120° und extrem der Hase mit 170°). Das ergibt unterschiedliche Einschränkung des binokularen Gesichtsfeldes, des räumlichen Sehens und Formsehen (schlechter bei Tieren), aber eine bessere Umweltorientierung durch die Gesichtsfelderweiterung. Der mediale Augenwinkel wird dadurch zum nasalen und der laterale zum temporalen Augenwinkel. An der Facies orbitalis befindet sich der Tränentrichter, Fossa sacci lacrimalis (Sw. nur 2. Foramina lacrimalia). Er führt in den Tränennasengang, Canalis lacrimalis (nasolacrimalis), und mündet mit dem For. lacrimale rostrale in die Nasenhöhle. Kaudal davon liegt die Fossa m. obliqui ventralis für den unteren schiefen Augenmuskel, dorsal die Fossa trochlearis. Beim Rd. ist das Tränenbein blasenförmig in die Orbita vorgewölbt, Bulla lacrimalis und enthält eine Bucht der Kieferhöhle. Mit der Schädelhöhle steht die Orbita durch verschiedene Öffnungen in Verbindung:

> **Foramen ethmoidale (AVN. ethmoidalis)**
> **Canalis opticus (N. opticus)**
> **Fissura orbitalis (N. oculomotorius, N. abducens, N. ophthalmicus)**
> **Foramen trochleare (For. alare parvum; nur beim Pfd. für den N. trochlearis)**
> **Foramen rotundum (Pfd., Flfr.; N. maxillaris)**

Die Fissura orbitalis und das For. rotundum sind bei Sw. und Wdk. zum Foramen orbitorotundum vereinigt. Das Foramen rotundum mündet beim Pfd. und Hd. rostral in den Flügelkanal, der mit dem Foramen alare rostrale mündet. Er ist Durchlaß für die A. maxillaris durch den Keilbeinflügel (Proc. pterygoideus, ossis sphenoidale). Alle Öffnungen sind durch eine Knochenleiste, Crista pterygoidea, an der auch die Augenmuskeln ansetzen, abgedeckt. Durch diese Öffnungen treten wichtige Gefäße und Nerven, die wir uns nun ansehen wollen.

b) Nerven
Der N. oculomotorius bezieht Fasern aus seinen Nucc. motorius und parasympathicus der Mittelhirnhaube. Er innerviert alle introrbitalen

Augenmuskeln außer dem M. obliquus dors. und dem M. rectus lat. und laterale Teile des M. retractor. Er gibt auch Fasern an die Lidmuskeln und parasympathische Fasern an den M. sphincter pupillae und M. ciliaris. Er tritt an den Großhirnschenkeln aus und zieht mit dem N. ophthalmicus und abducens in einer Durascheide rostral zur Fissura orbitalis (orbitorotundum) und teilt sich nach Eintritt in die Orbita in Ramus dorsalis und ventralis. Der stärkere ventrale Ast läuft zum M. rectus ventralis, -medialis, -obliquus ventralis und bildet die Radix oculomotoria für das Ggl. ciliare. Postggl. Fasern gelangen als Nn. ciliares breves zum Bulbus (regeln den Tonus der Augenmuskeln). Dabei ziehen auch afferente Fasern aus den Augenmuskelspindeln zurück. Sensible (Radix sensibilis) und sympathische (Radix sympathicus ggl.ciliare) Fasern des Ggl. stammen aus dem Plexus pterygopalatinus/cavernosus/caroticus int. und nasociliaris (V1). Der N. trochlearis tritt aus dem Nuc. motorius der Mittelhirnhaube an den hinteren Vierhügeln als schwächster Hirnnerv und einziger dorsal aus. Durch das For. trochleare (Pfd.), die Fiss. orbitalis (Hd.) oder das For. orbitorotundum (Sw.,Wdk.) zieht er nach medial und inneviert den M. obliquus dorsalis. Der N. ophthalmicus teilt sich wie schon oben beschrieben in den N. frontalis, N. lacrimalis und N. nasociliaris auf. Der Lacrimalis erhält über den N. zygomaticus sekretorische Fasern für die Tränendrüse vom Vidischen Nerv (N. canalis pterygoideus). Der N. nasociliaris gibt neben dem N. infratrochlearis und N. ethmoidalis auch die sensible Wurzel für das Ganglion ciliare ab. Der N. maxillaris läßt die Äste des N. zygomaticus durch die Orbita laufen. Der N. abducens, rein motorisch, tritt am Trapezkörper aus seinem Nuc. mot. der Brückenhaube, lateral von den Pyramiden an die Oberfläche und zieht mit dem Oculomotorius in einer Durascheide in die Orbita, teilt sich einen Ast zum M. rectus lateralis und einen kurzen für den M. retractor lateralis.

c) Gefäße

Die arterielle Gefäßversorgung geschieht aus der A. maxillaris und zwar aus zwei Hauptästen: A. ophthalmica ext. und A. malaris. Beim Pfd. teilt sich die A. opthalmica bereits im Flügelkanal von der A. maxillaris. Sie durchbohrt die Periorbita und wendet sich nach dorsal über die Augenmuskeln, gibt die A. supraorbitalis (nicht beim Hd.), beim Sw. auch die supratrochlearis für die Stirnhaut ab, zieht nach medial in einem rostral konvexen Bogen und gibt die A. ethmoidalis ext. (außer Ktz, Wdk.) und A. meningea rostralis in die Schädelhöhle ab und zum Bulbus die Ziliar- und Episkleralgefäße und die A. centralis retinae, an die Nebenorgane tierartlich unterschiedlich Rr. musclares, A. lacrimalis, Aa. conjunctivales und Aa. palpebrales. Beim Wdk. bildet sich noch innerhalb der Orbita das Rete mirabile ophthalmicum. Die A. malaris entspringt ventral aus der A. maxillaris oder direkt aus der A. infraorbitalis (Pfd., Flfr.) zum medialen Augenwinkel und gibt Gefäße an die Augenlider.

Venen sind tierartlich sehr unterschiedlich ausgebildet mit vielen Ästen, Querverbindungen, die besonders beim Schwein sinusartig erweitert sind, so daß komplizierte Verhältnisse entstehen, der so genannte Plexus/Sinus ophthalmicus, aus dem auch eine Blutentnahme möglich ist. (medial durch das Unterlid stechen und Kanüle nach ventromedial führen). Deutlich sind aber immer zwei Gefäßschleifen mit Verbindungen zur V. profunda faciei ausgebildet: die V. ophthalmica externa dors. und ventralis mit zahlreichen Verbindungen, umgeben die Periorbita kegelförmig und verbinden sich zur Emmissaria fissurae orbitalis (Flfr., Pfd.) bzw. orbitorotundum (Sw., Wdk.) und haben so Zufluß aus dem Sinus cavernosus, dem intrakraniellen Sinussystem und außerdem weitere Zuflüsse aus dem orbitanahen Kopfvenen.

d) Fascien und Hüllen
In die Orbita ist der Bulbus oculi mit den Hilfsorganen eingebettet. Als äußerste Schicht liegt das Periost als Periorbita dem Knochen an. Unter dem Processus zygomaticus des Stirnbeines ist der Periorbita der leicht gebogene Rollknorpel, Trochlea, eingefügt, der der Sehne des M. obliquus dors. als Gleitfläche dient. Die Corpora adiposa extra- und intraorbitale schützen Sehnerv, Muskeln, Bulbus, Nerven Gefäße und füllen die Orbita und Schläfengrube aus.

Die Fasciae orbitales bestehen aus den Fasciae musculares und der Vagina bulbi (Tenonsche Kapsel), die sich als Vagina n. optici auch auf den Sehnerven fortsetzt. Die Fascia orbitalis beginnt in den Lidern und umschließt die Augenmuskeln mit mehreren Blättern. Die Vagina bulbi stellt eine Gleithülle zwischen Augapfel und Orbitalfett dar. An der Kornea ist sie mit der tiefen Fascienblatt und am Sehnerv mit der Sklera verwachsen. Gehirnwärts mit der Dura verbunden, das Spatium episclerale liegt wie ein Gelenk dazwischen.

e) Innere Augenmuskeln

Die vier geraden orbitalen Augenmuskeln, M. rectus dorsalis, ventralis, lateralis und medialis umgeben mantelartig den vierteiligen M. retractor bulbi und ziehen als Muskelpyramide zum Sehnerv. Der M. oliquus ventralis geht aus der Fossa muscularis des Tränenbeines hervor, umgreift den Bulbus von ventral und setzt unter der Anheftungsstelle des Rectus lateralis an der Sklera an. Der Dorsale entspringt neben dem Foramen ethmoideum, zieht an die Rollknorpelhinterfläche, biegt um die Trochlea, unterlagert von einer Vagina synovialis und läuft unter der Endsehne des Rectus dorsalis quer über den Bulbus und inseriert ebenfalls lateral. Der dünne M. levator palpebrae superioris entspringt ebenfalls vom Rand des For. ethmoideum und strahlt ins obere Augenlid und kann es heben. Die geraden Muskeln ziehen unterstützt vom Retractor den Bulbus zur jeweiligen Seite, während die schiefen drehen. Innervation: M. obliquus dorsalis durch den N. trochlearis, M. rectus lateralis durch den N. abducens und alle Übrigen durch den N. oculomotorius.

1. Löse die Augenlider von den verbliebenen Orbitalrändern und präpariere die intraorbitalen Augenmuskeln und die versorgenden Nerven.

2. Stelle die Tränendrüse und den Rollknorpel dar.

3. Präpariere die Hauptgefäße der Orbita.

4. Optional kann der Augapfel durch einen Äquatorial- und einen Meridionalschnitt eröffnet und seine makroskopischen Strukturen studiert werden.

f) Der Augapfel, Bulbus oculi

Der Augapfel stellt annähernd eine Kugel, aus drei Schichten aufgebaut, dar:

1. Die äußere Augenhaut, Tunica externa s. fibrosa bulbi, eine derbbindegewebige Haut, die dem Bulbus Form gibt. Sie bildet die weiße Augenhaut, Lederhaut, Sclera, und vorn die durchsichtige Hornhaut, Cornea.

2. Die mittlere Augenhaut, Tunica vasculosa bulbi, oder Uvea, eine dünne gefäß- und pigmenthaltige Bindegewebshaut, die auch die glatten inneren Augenmuskeln führt und im hinteren Teil die Aderhaut, Chorioidea, den Strahlenkörper, Corpus ciliare und die Regenbogenhaut, Iris liefert. Letztere umgrenzt als verstellbare Blende das Sehloch, Pupille.

3. Die sehr zarte, innere Augenhaut, Tunica interna bulbi, ist die Netzhaut, Retina, optisch reizbare Modifikation der Vorderhirnwand, mit dem äußeren einschichtigen Pigmentblatt, Stratum pigmenti und dem inneren mehrschichtigen Nervenblatt, Stratum nervosum. Sie besteht aus der lichtempfindlichen Pars optica und der unempfindlichen Pars caeca, die Ciliarkörper und Iris innen überzieht. Die afferenten Fasern der Pars optica vereinigen sich konvergierend zum Discus n. optici (Papilla optica) und bilden, nachdem sie die Area cribrosa sclerae passiert haben den N. opticus.

Der Inhalt des Bulbus sind gallertige Medien, die unter einem gewissen Druck zur Formbildung beitragen. Hinter der Kornea die vordere Augenkammer, hinter der Pupille die hintere Augenkammer, gefüllt mit Kammerwasser, Humor aquosus. Es folgt dahinter die durch die Zonulae am Ziliarkörper befestigte Linse, Lens, eingebettet in den Glaskörper, Corpus vitreum.

Die Katze besitzt im Verhältnis den größten Bulbus, das Schwein den Kleinsten, fast kugelförmig, beim Pferd breiter als lang. Die Verbindungslinie vom vorderen zum hinteren Augenpol ist die äußere, die Linie von Netzhaut zur Kornea die innere Augenachse, Axis bulbi int./ext.. Außen an den Bulbus angelegte Linien zwischen den Polen nennt man Meridiane. Die Vorderseite des Bulbus läßt in Quadranten einteilen (dorso- und ventronasaler und dorso- und ventrotemporaler Quadrant). Die Kreislinie senkrecht zur Achse um den größten Umfang ist der Äquator. Über Einzelheiten und Feinstrukturen siehe mikroskopische Anatomie.

III. Die tiefe Schicht

In der tiefen Schicht finden wir die meisten Kopfhöhlen mit ihren Wand- und Binnenstrukturen. Ausnahme sind die Orbita, der Luftsack und das Mittelohr, die weiter außen liegen und deshalb, bis auf das schwer zugängliche Mittelohr, schon bei der mittleren Schicht berücksichtigt worden sind. Bei der Präparation am halben Kopf haben wir den Vorteil, daß diese Höhlen auf der Schnittseite schon eröffnet sind.

1) Schädelhöhle

Das Cavum cranii wird bei den Hsgt. durch das Hirnzelt, Tentorium cerebelli osseum, bzw. die Eminentia cruciformis (bzw. decussata bei Sw., Wdk.) und die Crista partis petrosae und Crista tentorica (kl. Wdk., Sw) in die vordere große und hintere kleine Schädelhöhle unterteilt. An der Basis cranii liegen drei Schädelgruben:

Fossa cranii rostralis: von der Lamina cribrosa zur Crista orbitosphenoidalis (über dem Chiasma opticum); **Fossa cranii media**: bis zur Crista sphenooccipitalis mit dem Türkensattel, der Fossa hypophysialis, dem Dorsum sellae, Sulcus n. opthalmici (Sw, Wdk) und beim Pfd. und Flfr. deutlich die Fossa piriformis; **Fossa cranii caudalis** mit der Impressio pontina und medullaris. Die Schädelhöhle wird von der inneren Knochenhaut, dem Endocranium, ausgekleidet, das mit der äußersten Schicht der Meningen, der Dura mater, verwachsen ist. In der vorderen, großen Schädelhöhle liegt das Großhirn, in der hinteren, Kleinen das Kleinhirn. Die Lage zum Schädeldach ist artunterschiedlich. So ist das Kleinhirn in der Nähe der Hinterhauptsschuppe bei Tieren schwer zugänglich. Das Großhirn bei Hund und Pferd durch die Temporalis-muskulatur und die Stirnhöhlen, bei Rind und Schwein durch die Stirnhöhlen schwer zugänglich. Nur bei der Katze, kurzköpfigen Hunde-rassen und kleinen Wiederkäuern ist das Gehirn besser erreichbar. Bei den Hsgt, tritt das Gehirn außerdem in der Gesamtmasse zurück, so daß es besonders beim Wdk. zu Täuschungen bei einer Schußbetäubung kommen kann. Dort muß man sich an einer Querebene zwischen oberer Orbitalkante beider Seiten und der Ohr-Hornverbindungslinie orientieren.

1. Die Gehirnhälfte wird vorsichtig herauspräpariert, indem man die Gehirnnerven so dicht wie möglich am Knochen durchtrennt und das Gehirn möglichst stumpf heraushebelt. Die Hypophyse bleibt dabei im Schädel.

2. Nun werden alle Gehirnabschnitte und alle makroskopisch sichtbaren Strukturen bestimmt. Außerdem werden am Gehirn und an den Schädelöffnungen die Gehirnnervenstümpfe bestimmt.

Das Gehirn

Die Komplexizität des Nervensystems läßt sich nur verstehen und durchdringen, wenn man eine gewisse didaktische Zergliederung vornimmt. Das beginnt bereits mit der Einteilung in ein zentrales und ein peripheres Nervensystem und funktionell in ein Innenweltsystem- idiotropes (vegetatives, unwillkürliches) Nervensystem und ein Außenweltsystem -oikotropes (animales, willkürliches) Nervensystem. Das Verständnis der Struktur ist beim Nervensystem noch deutlicher als bei anderen Organen vom Verständnis der Funktion und Entwicklung abhängig. Man kann das Gehirn zunächst einmal grob in ein Großhirn, Cerebrum, ein Kleinhirn, Cerebellum und den Hirnstamm, Truncus encephali unterteilen. Aus der Entwicklung ergeben sich fünf Hauptabschnitte. Diese gehen von einem Stadium der Gehirnentwicklung aus, bei der alle Teile angelegt, aber noch nicht weiter differenziert sind: das sogenannte Fünfblasenstadium. Die fünf Bläschen sind: die Endhirnbläschen, Telencephalon, das Zwischenhirnbläschen, Diencephalon, das Mittelhirnbläschen, Mesencephalon, das Hinterhirnbläschen, Metencephalon und das Nachhirnbläschen, Myelencephalon, auch als verlängertes Mark, Medulla oblongata (Bulbus encephali) bezeichnet.

155

Die wichtigsten, makroskopischen Strukturen

Nach Entfernung von Dura, Archnoidea und oberflächlichen Gefäßen, überblickt man in der Dorsalansicht die beiden Hemisphären des Großhirns (Hemisphaerium), oder weil es mantelartig basale Teile überdeckt, der Hirnmantel, Pallium, genannt. Außerdem sieht man das Kleinhirn und das Hinterende des Hirnstammes. An jeder Hemisphäre lassen sich eine gewölbte, dorsolaterale Facies convexa, eine flache Facies medialis und eine flache Unterseite, Facies basalis, sowie einen Vorderpol, Polus frontalis und einen Hinterpol, Polus caudalis unterscheiden. Der Hinterpol und das Kleinhirn sind durch eine rechtwinklig zur Mantelspalte verlaufende Querspalte, Fissura transversa encephali, getrennt. Zwischen den Hemisphären liegt die mediane Mantelspalte, Fissura longitudinalis cerebri. Sie trennt beide Hemisphären, die nur am Grund der Spalte durch die mächtige Kommissur des Neopalliums, den Hirnbalken, Corpus callosum, verbunden sind. Während die Oberfläche bei niederen Vertebraten glatt (lissencephales Gehirn), ist sie bei Hsgt. (außer Kaninchen) von Furchen, Sulci, und Windungen, Gyri, überzogen (gyrencephales Gehirn).

Zur groben Orientierung teilt man die Rinde in größere, weniger scharf umschriebene Lappen vor. Das Neopallium wird meist in 5 Lappen, Lobi cerebri, geteilt: 1. Lobus frontalis, 2. Lobus parietalis, 3. Lobus occipitalis, 4. Lobus temporalis und 5. Insula cerebri (Reilscher Stammlappen). Das Windungsbild ist in Grenz-, Haupt- und Nebenfurchen gegliedert. Grenzfurchen sind die Sulci rhinalis lateralis, medialis, cinguli, splenialis und genualis welche ältere Mantelteile, Paleopallium und Archipallium gegen das neuere Neopallium abgrenzen. Hauptfurchen zeichnen sich bei einer Art durch eine gewisse Konstanz aus, während die Nebenfurchen stark variieren. Die Hemisphären entwickeln sich ungleichmäßig, bogenförmig um die Gegend der Fossa lateralis cerebri, dem Inselfeld herum und überdecken es schließlich mit einem Teil des Temporallappens, dem Operculum. Die Furchenbildung ist deshalb von der Fossa lateralis bzw. sylvia (beim Hund pseudosylvia) aus schräg nach kaudodorsal oriertiert. Bei Flfr. liegt ein einfaches Windungsbild vor, wobei das Hundehirn etwas gedrungener ist. Die Furchen sind bogenförmig um die Fissura pseudosylvia orientiert, der Sulcus cruciatus steht deutlich quer zur Fissua longitudinalis. Beim Schweinehirn ist die 2. Bogenwindung besonders deutlich, die anderen Windungen stehen mehr sagittal und das Riechhirn ist sehr stark. Bei Pferd und Rind ist das Windungsbild komplizierter mit sagittalgestellten Haupt- und vielen Nebenfurchen, wobei das Rinderhirn etwas plumper und breiter, während das Pferdehirn schlanker ist.

Größe und Gewicht sind art- und rasseabhängig in einem bestimmten Verhältnis zum Körpergewicht. Der Mensch steht auf keiner Seite an der Spitze, er hat aber gleichzeitig ein hohes absolutes und relatives Gewicht. Das Verhältnis von Hirn zu Rkm. ist beim Flfr. 4:1 beim Sw., Rd. und Pfd. 2:1 und beim Menschen 45:1! Das zeigt die übergeordnete Rolle des Gehirns beim Menschen. Im übrigen ist bei den Wildformen unserer Hsgt. eine 20-30% höhere Hirnmasse festzustellen. Gewicht und Furchung sind aber nur bedingt Ausdruck höherer Intelligenz.

An der Hirnbasis, Basis encephali, erkennt man den Truncus encephali, durch den 1. Halsnerven zum Rückenmark abgegrenzt. Rostral schließt sich ein querverlaufender Wulst, die Brücke, Pons, an mit welcher dorsal das Kleinhirn gekoppelt ist. Vor der Brücke liegen die divergierenden Großhirnschenkel, Crura (Pedunculi) cerebri vom Mittelhirn, die die Hypophyse umfassen und dann jederseits unter dem Tractus opticus in die Tiefe gehen. Lateral davon liegt der Lobus piriformis. Rostral wird die Sehnervenkreuzung, Chiasma opticum sichtbar. Der vordere Abschnitt wird von den Riechkolben und dem Riechhirn eingenommen. An der Basis treten 11 der 12 Gehirnnerven aus.

Nach dem Abheben der Hinterhauptslappen wird das ganze Cerebellum von dorsal und davor in der Tiefe die Dach- oder Vierhügelplatte, Lamina quadrigemina des Mittelhirns sichtbar. Die Kleinhirnoberfläche ist durch die kleinen, schmalen Kleinhirnwindungen, Folia cerebelli, und die seichten Furchen, Sulci cerebelli, lammelliert. Grob lassen sich der bei Hsgt. kräftige mediane Wurm, Vermis, durch den Sulcus paramedianus beiderseits getrennt von den beiden seitlichen Kleinhirnhemisphären, Hemisphaeria cerebelli, unterscheiden.

Das Endhirn

Das Endhirn, Telencephalon, besteht aus den beiden Hemisphären und einem unpaaren Verbindungsteil, Telencephalon medium, der Rest des Telencephalon impar. Jede Hemisphäre setzt sich aus einem Stammteil, dem äußerlich nicht sichtbaren Ganglien- oder Streifenhügel, Corpus striatum, und dem angebauten Hirnmantel, Pallium, zusammen. Als jüngste Bildung von großem Umfang bei Säugern auch Großhirn genannt. Es besteht aus phylogenetisch älteren Anteilen, dem Paleopallium und dem Archipallium und dem dorsal eingefügten Neopallium. Das Paleopallium nimmt die Hemisphärenbasis ein, das Archipallium die Facies medialis. Das Riechhirn, Rhinencephalon, umfaßt grob gesehen das Paleopallium und das Archipallium, im engeren Sinne nur die dem Riechen verbundene Pars basalis rhinencephali mit den Riechlappen, Lobi olfactorii. Das Archipallium mit der Pars limbica rhinencephali ist erst bei Trennung der Hemisphären sichtbar. Mit der Area praecommissuralis verbunden, umrandet es den Hirnbalken, schlägt sich nach vorn um das Mittelhirn und Zwischenhirn und geht lateral in den Lobus piriformis über. Die ventromediale Hemisphärenwand ist dabei S-förmig zum Ammonshorn bzw. Hippokampus eingerollt. Seine dünne Marklamelle geht als Fibria zum Fornix, dem Hirngewölbe über. Dieser Lobus limbicus stellt den umfangreichsten Teil jenes funktionellen Systems dar, das allgemein als limbisches System bezeichnet wird. Ein Zentrum, das alle sensorischen Vorgänge bewußtwerden läßt und emotionell tönt. Außerdem sind hier wichtige Teile des Gedächtnisses gelegen. Der Neuhirnmantel, Neopallium, als der jüngste Teil des Hirnmantels, nimmt dorsolateral und medial die Hemisphären ein und scheint deshalb zwischen basalem Paleopallium und medialen Archipallium eingeschoben. Lateral wird es durch den Sulcus rhinalis lateralis und medial durch den Sulcus cinguli, genualis und splenialis begrenzt. Das Neopallium ist besonders beim Menschen aber auch bei Elefanten und Walen stark gefurcht. Nur die von der Fossa lateralis cerebri schräg kaudodorsal verlaufende Fissura sylvia (lateralis) cerebri scheint auch lissencephalen Formen gemeinsam zu sein. Am Grund der Fossa lateralis liegt ein umschriebener Rindenbezirk in der

Tiefe, die Insel, Insula cerebri.

Im Schnitt wird der mächtige Verbindungsteil des Neopalliums, der Hirnbalken, Corpus callosum, mit dem Rostrum-, Genu-, Truncus- und Splenium corporis callosi sichtbar. Er enthält die Kommissurenfasern als Balkenstrahlung, Radiatio corporis callosi. Unter dem Balkenschnabel (Rostrum) liegt die alte Querverbindung des Riechhirns, die vordere Kommissur, Commisura rostralis. Dahinter liegt das Hirngewölbe, Fornix, das das Mittelhirn überdeckt und die Seitenkammerwand mitbildet. Zwischen Fornix und Corpus callosum, spannt sich das Septum pellucidum, welches die Seitenkammern voneinander trennt und kaudal die Commissura fornicis besitzt.

Die Seitenventrikel finden sich in jeder Hemisphäre, Liquor gefüllt mit einer Pars centralis, einem Cornu rostrale und einem Cornu temporale. Vom engen Vorderhorn geht ein dünner Kanal in den Riechkolben, Ventriculus bulbi olfactorii, kaudal engt sich der Ventrikel zum Unterhorn bis in den Lobus piriformis ein. Am Cornu temporale sitzen die Adergeflechte (Plexus chorioideus ventriculi lateralis), die den Liquor bilden. Die Ventrikel kommunizieren durch je ein Foramen interventriculare (Monroi) mit dem unpaaren 3. Ventrikel.

Der Anschluß der Hemisphären erfolgt über das Zwischenhirn und durch die außen nicht sichtbaren Streifenkörper, Corpora striata. Sie stoßen vom Thalamus rostral ins Telencephalon vor und stellen die Hemisphärenstiele der embryonalen Anlage dar. Hier verlaufen alle Verbindungsbahnen durch den Ganglienhügel und zerlegen ihn in mehrere Kernbezirke: den Schwanzkern, Nucleus caudatus, den Schalenkern, Putamen, den blassen Kern, Globus pallidus (Pallidum), die Vormauer, Claustrum und den Mandelkern, Corpus amygdaloideum. Putamen und Pallidum faßt man auch zum Linsenkern, Nucleus lentiformis zusammen. Zwischen ihm und dem Nucleus caudatus ziehende Fasern bilden die innere Kapsel. Zwischen dem Nucleus lentifomis und dem Claustrum liegt die äußere Kapsel und zwischen Claustrum und der Inselrinde die Capsula extrema.

Das Zwischenhirn

Das Zwischenhirn wird durch den Sulcus hypothalamicus in den basalen Hypothalamus und den dorsalen Thalamus geteilt. Der Hypothalamus dient der Kontrolle der vegetativen Funktionen, der Thalamus kontrolliert bis auf die Geruchsreize alle afferenten Erregungen bevor sie die Großhirnrinde erreichen. Basal vereinigen sich die Sehnerven zum Chiasma opticum und ziehen dann jederseits als Tractus opticus divergierend zum Sehhügel, Thalamus opticus, der die rostrale Begrenzung des Zwischenhirnes darstellt. Im Medianschnitt sieht man als Binnenraum des Zwischenhirns den 3. Ventrikel, der vorn über die Foramina interventricularia mit den beiden Seitenventrikeln und kaudal mit Aqueductus mesencephali kommuniziert. Im Zentrum des Ventrikels verwachsen die Thalamuswände zur Massa intermedia. Am Boden des Ventrikels liegt der Recessus infundibuli, das Dach wird vom Plexus chorioideus ventriculi III. gebildet. Hier befindet sich auch eine schlauchförmige Ausstülpung, der Recessus suprapinealis, der sich zwischen Corpus pineale und beide Hemisphären schiebt und der Recessus pinealis in das Corpus pineale hinein.

Hinter der Sehnervenkreuzung schließen sich der Boden des Hypothalamus mit dem grauen Hügel, Tuber cinerum, dahinter das Infundibulum der Hypophyse und der Warzenhöcker, Corpus mamillare, an. Die Hypophyse reißt bei der Gehirnentnahme meist ab, da sie durch das Diaphragma sellae an der Schädelbasis gehalten wird.

Der Thalamus läßt sich weiterhin in Epithalamus und dem Metathalamus untergliedern. Der Epithalamus besitzt die beiden Zügel, Habenulae, die die Epiphyse mit dem übrigen Thalamus verbinden. Die Basis ist zum Tuberculum habenularis mit den Nuclei habenulares angeschwollen. Dazwischen verkehrt die Commissura habenularum bzw. die Commissura caudalis. Trägt man das Großhirn weitgehend ab, werden die beiden Sehhügel, Thalami optici sichtbar. Sie sind durch die Stria terminalis gegen das Endhirn abgegrenzt. An ihr ziehen die Taenia chorioidea entlang, die in die Taenia thalami, Abrißstellen des Plexus übergehen. Die Stria sind ein komplexes Faserbündel das den Thalamus unter den Seitenventrikeln und den Mandelkern mit der Area praecommissulis und dem Hypothalamus verbindet.

Der Metathalamus besteht im wesentlichen aus dem medialen und lateralen Kniehöcker, Corpus geniculatum lat./med.. Der Tractus opticus endet im lateralen Kniehöcker und auf der kaudomedialen Fläche des Thalamus, dem Pulvinar, sowie im Colliculus rostralis der Vierhügelplatte, Lamina quadrigemina. Im Corpus geniculatum mediale endet die laterale Schleifenbahn, Lemniscus lat., mit Fasern aus den Schneckenkernen.

Der Hirnstamm

Der Hirnstamm, Truncus cerebri, gliedert sich in drei Abschnitte: Medulla oblongata (Myelencephalon), Pons und Kleinhirn (Metencephalon) und das Mittelhirn (Mesencephalon). Entwicklungsgeschichtlich werden Myelencephalon und Metencephalon wegen des rautenförmigen Bodens des IV. Ventrikels (Rautengrube) als Rhombencephalon zusammengefaßt. Es ist der Sitz der Hirnnervenkerne, erste wichtige Leit- und Schaltstelle für sensible, akustische, optische und motorische Reize und gehört zu den ältesten Teilen des Gehirns.

Das Mittelhirn

Das Mittelhirn, Mesencephalon, läßt, wie die kaudalen Hirnstammabschnitte, noch die ursprüngliche Gliederung des Neuralrohres erkennen. Das Mittelhirndach, Tectum mesencephali, ist der ursprüngliche Flügelteil mit den stammesgeschichtlich alten Sehzentrum. Es wird bei den Säugern zur Vierhügelplatte, Lamina quadrigemina, mit zwei graurötlichen vorderen Zweihügeln, Colliculi rostrales und zwei graurötlichen, hinteren Zweihügeln, Colliculi caudales, gegliedert, getrennt durch den Sulcus medianus und transversus laminae quadrigeminae. Rostral werden sie durch die Fossa commissuralis caudalis und kaudal durch den Sulcus caudalis begrenzt. Die vorderen sind auch bei den Säugern noch durch Fasern an die Sehbahn angeschlossen. Durch das Brachium colliculi rostralis stehen sie mit dem lateralen Kniehöcker in Verbindung. Die hinteren Hügel sind dagegen mit der Hörbahn gekoppelt und mit dem Brachium colliculi caudalis mit dem medialen Kniehöcker verbunden. Die Mittelhirnhaube, Tegmentum mesencephali, ist der Grundplattenteil, von den Pedunculi cerebri verdeckt. An der seitlichen Oberfläche ist nur das dreieckige Schleifenfeld, Trigonum lemnisci sichtbar. Hier liegen die Ursprungskerne des N. oculomotorius und N. trochlearis, sowie der für die Gesamtmotorik wichtige Nucleus ruber. Die streifigen Pedunculi cerebri treten als Hirnschenkel, Crura cerebri, hinter dem Tractus opticus an die Oberfläche und ziehen beiderseits des Hypothalamus kaudomedial, vereinigen sich und enden am vorderen Brückenrand. Dazwischen liegt die Fossa intercruralis. Ventromedian liegt der Austritt des N. oculomotorius, während der N. trochlearis dorsal hinter der Vierhügelplatte austritt. Zwischen Haube und Dach liegt der Mittelhirnkanal, Aquaeductus mesencephali (Sylvii), der den III. mit dem IV. Ventrikel verbindet.

Das Hinterhirn

Das Hinterhirn, Metencephalon, schließt sich dem Mittelhirn mit dem Kleinhirn und der Brücke, Pons, an. Deshalb heißt der Haubenteil hier Brückenhaube, Tegmentum pontis, und der ganze Stammteil Brückenhirn. Die Brücke stellt einen weißen, querverlaufenden Wulst, mit transversal laufenden Fasern für das Kleinhirn dar. Lateral entspringt aus der Brücke der starke N. trigeminus (V). Der Brückenkörper verschmälert sich zu den Brückenarmen, Brachia pontis, die von unten das Kleinhirn stützen und deshalb auch Pedunculi cerebellares medii genannt werden. Kaudal schmiegt sich ebenfalls mit Querfasern der Trapezkörper, Corpus trapezoideum, an, der den N. abducens, N. facialis und N. vestibulochochlearis entläßt.

Das Kleinhirn

Das Kleinhirn, Cerebellum, steht vorn und hinten mit den dünnen Marksegeln, Velum medullare rostrale/caudale in Verbindung. Bei Amphibien und Cyclosotomen besteht es noch aus einem einfachen Querwulst, bei Reptilien setzt bereits die Lobulierung ein. Die vorher großen Partes auriculares werden zu den Flocculi reduziert. Zu diesem, allem Wirbeltieren eignen, Urkleinhirn, Paleocerebellum, kommt bei den Säugern das Neukleinhirn, Neocerebellum, durch seitlichen Ausbau der Kleinhirnhemisphären dazu. Es dient der Gleichgewichtserhaltung und der Koordination komplizierter Bewegungen. Durch schmale, blattartige Kleinhirnwindungen, Folia cerebelli, erscheint die Oberfläche lamelliert. Es steht mit dem Hirnstamm durch die dreigliedrigen Kleinhirnstiele, Peduculi cerebellares, in Verbindung: 1. vorn sind die Bindearme (Brachia conjunctiva) mit dem Velum medullare rostrale zu finden, 2. ventrolateral die Brückenarme (Brachia pontis), 3. und kaudal die hinteren Strickkörper (Corpora restiformia) mit dem hinteren Marksegel dazwischen. Marksegel und Stiele begrenzen dorsal und seitlich die Rautengrube des 4. Ventrikels. Im Medianschnitt sieht man den Wurm beinahe ein Kreisbogen bildend zwischen vorderen und hinteren Ende des Ventrikels nur ein Spalt, Recessus tecti ventriculi IV., freilassend, der bis zum Kleinhirnmark vorstößt und hier die Dachkammer, Fastigium, bildet. Der Kleinhirnkörper erscheint bäumchenartig mit Marklamellen von einer Rindenschicht überzogen: Arbor vitae cerebelli. Man unterscheidet den Truncus rostralis und den Truncus caudalis mit mehreren Haupt- und vielen Nebenästchen. Durch die Fissura caudolateralis läßt sich das Kleinhirn, in den phylogenetisch alten, kaudoventralen Lobus flocculonodularis und das rostral anschließende Corpus cerebelli einteilen. Das Corpus wird durch die Fissura prima in den Lobus rostralis und caudalis unterteilt.

Das Nachhirn

Das Nachhirn, Myelencephalon, besteht aus dem verlängerten Mark, Medulla oblongata (Bulbus medullae spinalis), dem hinteren Teil des 4. Ventrikels und dessen Dach, dem hinteren Marksegel, Velum medullare caudale, und stellt die Verlängerung des Rückenmarkes auf das Hirngebiet dar. Das verlängerte Mark ist durch zahlreiche Kerngebiete stark verbreitert. Während die rostrale Grenze durch die Brücke gegeben ist, ist die hintere willkürlich, etwa in Höhe der vorderen Wurzel des 1. Halsnerven zu legen. Ventral erkennt man als Fortsetzung der Fissura mediana ventralis eine mediane Rinne, die von zwei Wülsten flankiert wird: -die Pyramiden. Sie bilden die Pyramidenkreuzung, Decussatio pyramidum, lateral durch den Sulcus parapyramidalis begrenzt. Aus diesem Sulcus entspringt direkt hinter der Brücke der N. abducens. Parallel zum hinteren Brückenrand erkennt man ein flaches Querband, das Corpus trapezoideum und dahinter eine flache Erhöhung, Tuberculum faciale ventrale. Aus der Seitenfläche treten in Reihen die Wurzeläste des N. glossopharyngeus, N. vagus und N. accessorius aus. Erst außerhalb des Schädels sind sie deutlich zu unterscheiden. In der Dorsalansicht setzt sich der Sulcus medianus dorsalis fort von den zarten Fasciculi graciles flankiert. Durch den Sulcus intermedius sind sie von den Fasciculi cuneati abgegrenzt. Diese verbreitern sich wulstartig nach rostral in die Strickkörper. Die Fossa rhomboidea hat ihre größte Breite am Hinterrand der Kleinhirnstiele, mit dem Recessus lat. beiderseits. Der Boden enthält eine mediane Rinne, Sulcus medianus und seitlich den Sulcus limitans, vorn und hinten zur Fovea rostralis und caudalis vertieft. Zwischen den Rinnen schiebt sich jederseits die Eminentia medialis ein. Am Dach ragen paarige Adergeflechte, die den Liquor cerebrospinalis bilden, in den IV. Ventrikel vor. In der dünnen Wand der Recessus lateralia finden sich jederseits eine Öffnung, die Apertura lateralis ventriculi quarti (Foramen Luschke), und am Recessus caudodorsalis die Apertura mediana (Foramen Magendi) durch welche der 4. Ventrikel und damit das gesamte Binnensystem mit dem Cavum leptomeningicum kommunizieren.

Die Gefäßversorgung des Gehirns

Hauptgefäße für das Gehirn ist die A. carotis interna, ergänzt durch Zuflüsse der Aa. vertebralis, -occipitalis und -spinalis ventralis. Von dieser einfachsten Situation beim Hund kommt es tierartlich unterschiedlich zu Modifikationen. Das Rete mirabile epidurale erhält beim Rind auch Zuflüße der A. maxillaris. Während das Blut der Arterien basal zuströmt, fließt es durch den ventralen und dorsalen Blutleiter, Sinus durae matris ventralis und dorsalis ab. Die Blutleiter sind infolge ihrer muskellosen Wandung und des Fehlens von Klappen immer frei und gleichen Druckschwangungen aus. In die Blutleiter münden die Vv. cerebri, -cerebelli, -ophthalmicae, -labyrinthi und -diploicae. Außer beim Pferd stehen beide Blutleiter über den Sinus sigmoideus in Verbindung. Der dorsale Blutleiter besteht aus dem medianen Sinus sagittalis in der Falx cerebri, dem Sinus occipitalis, und querverlaufend der Sinus transversus. Der Sinus transversus liegt im knöchernen Kanal des Kleinhirnzelts und öffnet sich zur Schädelhöhle in den Sulcus sinus transversi. Beim Pferd tritt er in den Meatus temporalis ein und wird zum Sinus temporalis und verläßt den Schädel durch das Foramen retroarticulare über die Emissarien. Ventral sammelt sich das Blut im Sinus circularis um die Hypophyse, beim Hd. und Pfd. ist dieser von den Aa. carotis intt. durchzogen. Eigene Lymphgefäße fehlen dem Gehirn. Ihre Rolle übernehmen die Virchow-Robinschen Räume zwischen Adventitia und Piascheide der Gefäße.

Die Meningen

Die **Pia mater** liegt als sehr dünne gefäßreiche Haut auf dem Gehirn und ist mit der Membrana limitans gliae verwachsen. Sie umhüllt auch Nerven und Gefäßwurzeln. In der Piascheide der Gehirngefäße liegen perivasculäre, liquorgefüllte Räume: die Virchow-Robinschen Räume. Am Gehirn senkt sich die Pia in die Furchen und bildet Tela chorioidea, die in den Ventrikeln die Grundlage der Plexus chorioidii darstellt. Die Pia wird von feinsten Nervennetzen durchzogen.

Die **Arachnoidea** ist an ihrer Oberfläche von einem lückenlosen Epithel, Neurothel, überzogen. Mit der Pia steht sie durch das leptomeningeale Gitterwerk in Verbindung. Dazwischen liegen Spalträume, die man als Cavum leptomeningicum, oder auch als Cavum subarachnoidale bezeichnet. Die Spalträume stehen über die Aperturae ventriculi IV mit den Ventrikeln in Verbindung und enthalten deshalb Liquor cerebrospinalis. So liegen Gehirn und Rückenmark in einem Flüssigkeitsmantel. Durch den Liquordruck ist die Arachnoidea intravitam der Dura angelegt. Erst postmortal tritt durch Zerreißungen ein Spaltraum zwischen Dura und Arachnoidea auf, der zum falschen Begriff Cavum subdurale geführt hat. Die Arachnoidea begleitet mit ihrem Neurothel die Wurzeln der Gehirn- und

Spinalnerven (Perineuralepithel). Am Gehirn und am Übergang von Gehirn zum Rückenmark gleicht sie alle Furchen aus. Dadurch entstehen am Spatium atlantooccipitale und Spatium lumbosacrale Zisternen, aus denen Liquorgewinnung möglich ist. Am Gehirn entstehen in gleicher Weise die Cisternae subarachnoidales.

Die **Pachymeninx** bildet die äußere derbe, gefäßarme Haut und gibt an austretende Nerven eine Scheide ab, die zum Teil mit dem Periost verwachsen ist und sich allmählich im Perineurium verliert. Dura und Endorhachis sind im Wirbelkanal durch eine fettgewebshaltige Spalte, das Spatium epidurale, getrennt. Im Schädel sind Dura und Endocranium miteinander verwachsen. Sie bildet außerdem zwei senkrecht aufeinanderstehende Falten: sichelförmig von der Crista sagitalis interna und Crista galli, median die Falx cerebri und an der Protuberatia occipitalis interna und Crista petrosa eine Querfalte, Tentorium cerebelli membranaceum. Die Großhirnsichel, Falx, senkt sich zwischen beide Hemisphären, das häutige Hirnzelt trennt hufeisenförmig große und kleine Schädelhöhle. An der Sella turcica springt die Dura als Diaphragma sellae auf die Hypophyse über. Diese liegt beim Pferd halb, sonst ganz extradural. Wie die Pia ist auch die Dura von Nervennetzen der R. meningei sensibel versorgt. In die Dura eingebettet liegen venöse Blutleiter, Sinus venosi. Diese besitzen nur eine Intima, die übrige Wand bildet die Dura. Ihr weites Lumen ist durch Bindegewebsbalken durchzogen, Klappen fehlen.

2) Nasenhöhle

Der Anfangsteil, Vestibulum nasi, ist von kutaner Schleimhaut ausgekleidet (Pferd teilweise auch feinbehaarte, äußere Haut). In ihren Hauptteil, Cavum nasi, ragen die Nasenmuscheln, Conchae nasales. Den Nasengrund, Fundus nasi, füllen die Siebbeinmuscheln, Conchae ethmoidales. Kaudoventral führt der Nasenrachengang, Meatus nasopharyngeus, über die Choanen in den Nasenrachen. Der Hauptteil und das Septum tragen Atmungsschleimhaut und werden deshalb Regio respiratoria genannt. Im Nasengrund liegt Riechschleimhaut, Regio olfactoria. Die Atmungsschleimhaut besitzt in der Tiefe zahlreiche Blutgefäße, besondere schwellfähige Drosselvenen, was der Erwärmung und Anfeuchtung der Schleimhaut dient. Durch die hineinragenden Nasenmuscheln werden drei Nasengänge in der Nasenhöhle gebildet. Der dorsale, Meatus nasi dorsalis, führt zwischen Nasendach und dorsaler Muschel zum Riechorgan und wird deshalb auch als Riechgang bezeichnet. Der mittlere führt zwischen der dorsalen Muschel und der ventralen Muschel an der Apertura nasomaxillaris vorbei und wird deshalb auch Sinusgang genannt. Bei Flfr. und Wdk. durch die weitvorragende mittlere Nasenmuschel in einen dorsalen und ventralen Schenkel unterteilt. Der ventrale Nasengang liegt zwischen ventraler Muschel und Nasenhöhlenboden und geht kaudal über den Meatus nasopharyngeus durch die Choanen in den Nasenrachen über. Hier zieht die Atmungsluft, deshalb wird er als Atmungsgang bezeichnet. Als medialer Nasenraum, Meatus nasi communis, wird der paramediane Spalt zwischen Scheidewand und Nasenmuscheln bezeichnet.

Die Schleimhaut bildet rostral mit den Muschel verbundene Falten aus. An der dorsalen Muschel die gerade Falte, Plica recta, die beim Pfd. muschelwärts in einen dorsalen und ventralen Schenkel unterteilt ist, an der ventralen Muschel besteht dorsal die Flügelfalte, Plica alaris, die vom medialen Ansatzknorpel gestützt ist (Pfd. Lamina alaris) und die Bodenfalte, Plica basalis. Diese zieht beim Pfd. von der ventralen nach vorn, bei Flfr. Sw. und Wdk. ist sie dagegen ventral von der ventralen Muschel gelegen und hat nur rostral mit der Flügelfalte Verbindung. Die dorsale Nasenmuschel, Concha nasalis dorsalis, hat als Grundlage das Endoturbinale I, das von der Crista ethmoidalis entspringt. Das Os conchae nasalis ventralis entspringt an der Crista chonchalis der Maxilla. Und Grundlage der mittleren Nasenmuschel ist das Endoturbinale II. Die übrigen Muschel, die den Nasengrund ausfüllen, sind die Siebbeinmuscheln, Chonchae ethmoidales, tierartlich unterschiedlich gebaut. Die dorsale Nasenmuschel besitzt bei allen Hsgt. die größte Länge, vom Nasengrund bis bis zum Nasenvorhof. Beim Flfr. ist nur der mittlere Abschnitt mit einem Recessus muschelförmig, sonst wulstartig. Beim Sw. und Wdk. umschließt die Spirallamell kaudalen den Sinus conchae dorsalis, während rostral nur eine von der Basallamelle unterlagerte Platte besteht. Beim Pfd. beherbergt sie rostral den Recessus conchae dorsalis und von diesem aus zugängig in einzelne Zellen unterteilte Blasen. Im kaudalen Teil umschließt sich den Sinus conchae dorsalis, der wegen seiner weiten Verbindung mit der Stirnhöhle mit dieser gemeinsam als Sinus conchofrontalis zusammengefaßt wird. Die ventrale Nasenmuschel ist tierartlich sehr unterschiedlich gebaut. Beim Pfd. enthält sie rostral den Recessus conchae ventralis und die unterteilte Bulla, kaudal den Sinus conchae ventralis. Die kleine, mittlere Nasenmuschel enthält beim Pfd. nur den Sinus conchae mediae.

Die Kieferhöhle, Sinus maxillaris, ist durch das Septum sinuum in den Sinus maxillaris rostralis und caudalis unterteilt. Beide besitzen in der Apertura nasomaxillaris den Zugang von der Nasenhöhle her. Die Kaudale ist durch eine ventrale Leiste in eine größere ventrolaterale und eine kleinere dorso-mediale Abteilung gegliedert. Dorsal steht sie mit der Stirnmuschelhöhle und kaudomedial mit der Gaumenhöhle und der Keilbeinhöhle in weiter Verbindung.

Die Stirnhöhle, Sinus frontalis steht mit der Kieferhöhle durch die Apertura frontomaxillaris in Verbindung. Durch eine quergestellte Leiste ist eine in rostrale, mediale und kaudale Abteilung gegliedert. Die Gaumenhöhle, Sinus palatinus ist der kaudalen Kieferhöhle durch die Apertura maxillo-palatina angeschlossen und die Keilbeinhöhle, Sinus sphenoidalis, kann fehlen. Wenn vorhanden, ist sie der Gaumenhöhle angeschlossen, zum Sinus sphenopalatinus. Für die Trepanation des Sinus maxillaris ist die Lage des Septums 4-6 cm hinter dem rostralen Ende der Crista facialis zu kennen.

Beim Pfd. sind alle Nasennebenhöhlen dem Meatus nasi medius der Reihe nach angeschlossen. Die beiden Kieferhöhlen besitzen in der Apertura nasomaxillaris einen gemeinsamen Zugang, wobei der kaudalen Kieferhöhle dorsal die Stirn-Muschelhöhle und kaudoventral die Gaumenhöhle nachgeschaltet sind, während die rostrale Kieferhöhle medial mit der ventralen Muschelhöhle in Verbindung steht. Dagegen stehen beim Rind mit dem mittleren Nasengang die Gaumen-, Kieferhöhle und ev. die Tränenbeinhöhle in Verbindung., während die Stirnhöhlen, Keilbeinhöhlen und Nasenmuschelhöhlen, außer der Ventralen, parallel einen eigenen Zugang vom Nasengrund aus haben.

3) Mundhöhle

Die Mundhöhle dient mit ihren Hilfsorganen zur Aufnahme, Zerkleinerung, Einspeicheln der Nahrung und zum Schmecken. Sie reicht von den Lippen bis zum Schlingrachen. Die knöcherne Grundlage sind die Procc. palatini und alveolares des Os incisivum und der Maxilla, die Lamina horizontalis des Os palatinum und die Mandibula. Rostral wird sie von den Lippen, seitlich von den Backen begrenzt; das Dach ist der harte Gaumen, der Boden der sublinguale Mundhöhlenboden und die Zunge. Kaudal steht sie durch die vom Gaumensegel und Zungengrund verschließbare Rachenenge mit der Schlundkopfhöhle in Verbindung. Der Zahnbogen des Ober- und Unterkiefers mit den Alveolarfortsätzen der Kieferknochen trennt beim Kieferschluß den Mundhöhlenvorhof, Vestibulum oris von der eigentlichen Mundhöhle, Cavum oris proprium. Nur durch das Diastema, Margo interalveolaris, sowie hinter den letzten Backenzähnen besteht zwischen beiden eine Verbindung. Das Vestibulum gliedert sich in den Lippenvorhof, Vestibulum labiale, den Spaltraum zwischen den Schneidezähnen und der Lippeninnenfläche, und den Backenvorhof, Vestibulum buccale, zwischen Backenzähnen und Innenfläche der Backen. Außerdem steht sie, außer beim Pferd, durch den paarigen Nasen-Gaumenkanal, Ductus incisivus, mit Mündung auf der Papilla incisiva hinter den Schneidezähnen des Oberkiefers, mit der Nasenhöhle in Verbindung. Die Mundhöhle ist mit kutaner Schleimhaut (event. verhornt) ausgekleidet. Lokalisiert kommen submuköse Drüsen wie die Lippen-, Backen- und Zungendrüsen vor. Die Backen, Buccae sind am Alveolarrand angeheftet und reichen vom Lippenwinkel bis zur Kieferfalte, Plica pterygomandibularis, hinter dem letzten Backenzahn vom Gaumen zum Unterkiefer. In der Mittelschicht ist der M. buccinatorius enthalten. Beim Wdk. trägt die Schleimhaut kräftig kegelförmige, verhornte und kaudalgerichtete Papillen. Die Backendrüsen, Gdl. buccales, kommen in drei Portionen vor: dorsale (maxilläre), ventrale (mandibuläre) und bei Wdk. auch mittlere (intermediäre) Gruppen. Insgesamt sind die Drüsen beim kl. Wdk. am stärksten ausgebildet. Beim Flfr. entspricht der maxillären Gruppe, die in der Orbitalgegend gelegene Gdl. zygomatica mit der Mündung im Vestibulum buccale. Zu den Alveolarrändern geht die Mundschleimhaut in das Zahnfleisch, Gingiva, deren Submukosa mit dem Periost der Alveolarfortsätze der Kiefer eng verwachsen ist, über. Zahnfleischwunden heilen ohne Narben. Bei den Zähnen entfällt die Präparation. Angaben zum Zahnaufbau, zu Zahn-formeln und zur Zahnaltersbestimmung bei den verschiedenen Haus-säugern sind den Lehrbüchern zu entnehmen.

Das Dach der Mundhöhle bildet der harte Gaumen, Palatum durum, mit einer von starken Venengeflechten durchzogene Schleimhaut über dem knöchernen Mundhöhlendach. Bei Wdk., Pfd., und Sw. ist er durch eine mediane Längsfurche, Gaumennaht, Rhaphe palatini, in zwei Hälften geteilt, beim Hund findet sich nur eine undeutliche mediane Leiste. Beiderseits rachenwärts liegen konkave Schleimhautquerleisten, Gaumen-staffeln, Rugae palatinae. Sie steigen rachenwärts flach an, bilden einen First und fallen zur nächsten steil ab. Beim Wdk. ist der First kaudalgerichtet und mit verhornten Papillen besetzt. Beim Hund kommen 6-10 Staffeln ev. kleine Schaltstaffeln dazwischen vor, bei der Ktz. 7, beim Sw. 20-23, beim Rd. 15- 20, beim Sf. 14, bei der Zg. 12, beim Pfd. 16-18. Bei Sw und Pfd. reichen die Staffeln bis zum weichen Gaumen. Der harte Gaumen ist außer bei Hd. und den Wdk. im staffelfreien Teil drüsenfrei. Beim Sw. können rostral Drüsen vorkommen und die Schleimhaut kann unterschiedlich pigmentiert sein. Eingebettet hinter dem mittleren Schneidezähnen bzw. der Zahnplatte liegt die Papilla incisiva mit der Mündung des Ductus incisivus (außer beim Pfd.).

Der Boden der Mundhöhle wird durch die Zunge gegliedert. Rostral findet sich, die Innenfläche der Pars incisiva ausfüllende, der unpaare, präfrenuläre Mundhöhlenboden, kaudal schließt sich beiderseits ein spaltförmiger Raum, von den Unterkieferbackenzähnen, Zahnfleisch und der Seitenfläche der Zunge begrenzt, der Recessus sublingualis lateralis. Median strahlt in den präfrenulären Teil das Zungenbändchen ein. Rostral und seitlich davon erheben sich (nicht immer bei Sw.) die Hungerwarzen, Carunculae sublinguales, wo die Gdl. mandibularis mit dem Ductus mandibularis mündet und auch die Mündung der Gdl. sublingualis monostomatica mit dem Ductus sublingualis major, liegt (fehlt dem Pferd). Bei Pfd. und Zg. liegt hier außerdem die Gdl. paracaruncularis.

Am Boden des Recessus sublingualis wird die Schleimhaut durch die submukös liegenden Gdl. sublingualis polystomanica zum Sublingualiswulst emporgewölbt, wo in Reihen die Mündungen der Drüse sichtbar sind. Als Organum orobasale, Ackerknechtsches Organ, bezeichnet man zwei hinter den mittleren Schneidezähnen des Unterkiefers beginnende Epithelstränge oder -schläuche, Rudiment einer bei Reptilien vorkommende Gdl. sublingualis anterior. Lymphoretikuläres Gewebe in der Umgebung wird als Tonsilla sublingualis zusammengefaßt.

Die Speicheldrüsen dienen neben den vielen kleinen Drüsen in der Mundhöhle zur Speichelerzeugung. Sie sollen durch ihr Sekret die Nahrung und die Mundhöhle feuchthalten, schlüfrigmachen, spülen und zum Teil auch vorverdauen. Besonders die Pflanzenfresser produzieren große Mengen Speichel (Pfd. 40-60 l, Rd. 80-100 l täglich!) was bei Verletzung der Ausführungsgänge zu beachten ist. Neben der Ohrspeicheldrüse und den Unterzungendrüsen kommt als Anhangsdrüse am Unterkieferwinkel die Unterkieferdrüse, Glandula mandibularis vor. Sie ist eine gemischte Drüse mit überwiegend mukösem Anteil und liegt von der Parotis verdeckt im Raum zwischen Atlasflügel und Basihyoid. Beim Flfr. ist sie meist größer als die Parotis und hat rundlich, knollige Gestalt. Außerdem kommt unter dem Jochbogen die Glandula zygomatica vor. Beim Sw. hat die Mandibularis noch einen rostralen Zipfel. Beim Wdk. ist die Mandibularis sehr groß und reicht vom Atlas bis weit in den Kehlgang, wo sie ebenfalls knollig verdickt ist. Beim Pfd. ist die Mandibularis viel kleiner als die Parotis, lang schmal und erreicht rostral das Basihyoid. Der Ausführungsgang, Ductus mandibularis verläuft zwischen den Mm. mylohyoideus und hyoglossus eingebettet an der Unterzungendrüse medial vorbei zum präfrenulärem Mundhöhlenboden wo sie auf der Caruncula sublingualis mündet.

Die Zunge, Glossa oder Lingua füllt das Cavum oris proprium aus. Vom Zungenbein gestützt, besteht sie aus quergestreifter Muskulatur, Bindegewebe und Fettgewebe, Drüsen, bedeckt von kutaner Schleimhaut mit besonderen Oberflächenbildungen. Sie ist meist sehr beweglich für viele Funktionen ausgerüstet: Lecken, Saugen, Nahrungsaufnahme, als Tastorgan, als Geschmacksorgan und sie dient auch zur Haut und Haarkleidpflege.

Der rostrale freie Abschnitt ist die Zungenspitze, Apex linguae. Es schließt rachenwärts der Zungenkörper, Corpus linguae an, dorsal liegt der Zungenrücken, Dorsum linguae, kaudal der Zungengrund, Radix linguae. Die Unterfläche ist mit dem Zungenbändchen, Frenulum linguae, am Mundhöhlenboden befestigt. Die Oberfläche ist bis zur Wurzel mit Schleimhaut überzogen. Beim Wdk. wölbt sich am, Zungenrücken der Zungenrückenwulst, Torus linguae, vor. Direkt davor findet sich beim Rd. eine trichterförmige Schleimhautgrube, das Futterloch, Fossa linguae. Beim Pfd. enthält die Zunge dorsal den Zungenrückenknorpel, Cartilago dorsi linguae. Beim Hd. ist median eine Längsfurche, Sulcus medianus linguae am Zungenrücken, und an der Unterfläche eingebettet der spindelförmige Tollwurm, Lyssa, ausgebildet. Die Schleimhaut besitzt Papillae mechanicae und Papillae gustatoriae: die faden- und kegelförmige mechanischen Papillen (filiformes et conicae), die als weiche Gebilde den Zungenrücken bei Sw. Zg. und Pfd. bedecken und der Zunge das samtartige Aussehen geben. Beim Rd., Sf. und der Katze (Hd) sind die fadenförmigen Papillen rachenwärtsgerichtet und stark verhornt. Beim Flfr. und Sw. trägt auch der Zungengrund lange weiche Papillen, sonst ist dieser papillenfrei.

Zu den Geschmackspapillen gehören die Papillae fungiformes, die überwiegend am Apex sitzen (Chordagebiet) und die Papillae valatae, am Zungengrund, große Papillen mit einem Ringwall (Glossopharyngeus). In den Wall münden seröse Spüldrüsen (v. Ebnersche Drüse). Beim Sw. und Pfd. sind je 1 sehr große, beim Flfr. 2-3, Rd. 8-17, Sf 18-24, Zg. 12-18 Pap. vallatae ausgebildet. Vor dem Arcus palatoglossus, der vom Zungengrund zur Ventralfläche des weichen Gaumens zieht, liegt ev. noch die

Blätterpapille am Rand der Zunge, Papilla foliata, ein Schleimhautwulst mit querstehenden Blättchen und Furchen. Beim Pfd. 20 mm lang, Sw 7-8 mm und bei Hd. und Ktz. unscheinbar, dem Wdk. fehlt sie meist. Auch hier sitzen Spüldrüsen und Geschmacksknospen (Glossophayngeus, Vagus). Der Zungengrund geht seitlich mit dem Arcus palatoglossus und median mit der Plica glossoepiglottica zum Gaumen, bzw. Kehlkopf über. Am Zungengrund liegt lymphoreticuläres Gewebe in Follikeln, Folliculi tonsillares, einzelnen Zungenbälgchen, Schleimhautpapillen, Papillae tonsillares (Sw.) oder diffus, insgesamt als Tonsilla lingualis zusammengefaßt. Die knöcherne Grundlage der Zunge ist das Zungenbein, zwischen den Unterkieferästen gelegen, rostral mit dem Zungenbeinkörper, Corpus ossis hyoidei s. Basihyoideum im Zungengrund, kaudal über das Kehlkopfhorn, Thyreohyoid, mit dem Kehlkopf und schädelwärts über das Zungenhorn, Keratohyoid, und den Aufhängeapparat mit dem Schläfenbein verbunden. Das Basihyoid ist das Querstück im Zungengrund, das median einen langem (Pfd.) oder kurzem (Wdk.) Proc. lingualis (fehlt dem Flfr. und Sw.) ausgestattet ist. Das Kehlkopfhorn ist mit dem Schildknorpel gelenkig (außer Sw.) verbunden. Das paarige Zungenhorn ist beim Mensch bindegewebig, sonst gelenkig mit dem Basihyoid verbunden. Der Aufhängeapparat besteht aus dem Tympanohyoideum, Stylohyoideum und dem Epihyoideum. Das Tympanohyoid setzt beim Pfd. am Proc. styloideus ossis temporalis an. Das Stylohyoid ist beim Pfd. ein langer Knochenstab mit einem proximalen Angulus stylohyoideus und mit dem Epihyoid verwachsen.

Zungenmuskeln bestehen aus einem intralingualen System, den Binnenmuskeln, und dem extralingualen System den Außenmuskeln (Innervation aller durch den N. hypoglossus). Die Binnenmuskeln haben keine Befestigung an Knochen, sondern nur in der Zunge selbst. M. lingualis proprius, in allen Raumrichtungen der Zunge ausgebildet, median in eine dünne Bindegewebsplatte, Septum linguae, verankert. Er besteht aus Fibrae longitudinales superficiales et profundae, den Fibrae transversae und den Fibrae perpendiculares. So ist Verkürzung und Verformung der Zunge möglich. Zusammen mit den Außenmuskeln sind weiterhin alle Form- und

Lageveränderungen möglich.

1. Der M. genioglossus ist ein platter Muskel, median durch das Septum getrennt, vom Kinnwinkel des Unterkiefers bis zum Zungenbeinfortsatz und fächerförmig in den Zungenkörper. Er zieht die Zunge nach vorn und unten und kann eine mediane Rinne erzeugen.

2. Der M. hyoglossus, Zungengrundmuskel, liegt seitlich am Zungengrund rechteckig von kaudal zwischen den medial gelegenen Genioglossus und dem lateral liegenden Styloglossus eingeschoben. Sein Ursprung ist am Zungenbeinkörper, Kehlkopfast und Zungenfortsatz des Zungenbeins. Er strahlt in die Zungenwurzel bis zur Spitze ein und zieht die Zunge nach hinten als Antagonist des Genioglossus. Mit diesem zusammen kann er die Zunge auch bei festgestelltem Zungenbein nach unten ziehen.

3. Der M. styloglossus entspringt als schlanker Muskel mit flacher Sehne rostral am Stylohyoid und verläuft seitlich zur Zungenspitze. Er verkürzt die Zunge und die hebt ihre Spitze an, einseitig auch zur Seite.

Die Zungenbeinmuskeln gehören funktionell zur Zunge und zum Kehlkopf. Es gibt obere und untere Zungenbeinmuskeln. Bei den Oberen sind zu unterscheiden:

1. Der M mylohyoideus überbrückt als paariger Muskel gurtartig den Kehlgang. Beim Sw. Wdk., Pfd hat er eine rostrale und kaudale Portion. Sein Ursprung liegt an der Unterkieferinnenfläche, Linea mylohyoidea, median sind beide Seiten mit einem Sehnenstreifen verbunden und er ist am Zungenbeinkörper (Flfr., Sw.) oder seinem Fortsatz (Wdk., Pfd.) befestigt. Er trägt und hebt die Zunge und drückt sie an den Gaumen. Kräftig bei Tieren mit weitem Kehlgang (Flfr., Sw.). Gilt auch als Kauhilfsmuskel (N mylohyoideus, V3).

2. Der M. geniohyoideus ist vom Vorhergehenden bedeckt, im Kehlgang gelegen und entspringt spindelförmig am Kinnwinkel und endet bei Wdk. und Pfd. am Zungenfortsatz, bei Flfr. und Sw. am Zungenbeinkörper. Er bewegt Zungenbein und Zunge nach vorn (Ansa cervicalis, XII+ C1).

174

3. Der M. stylohyoideus entspringt distal am Kaudalrand des Stylohyoids, beim Flfr. am Schläfenbein und endet am Thyreohyoid. Er bewegt das Zungenbein und den Kehlkopf nach hinten oben. Seine Endsehne läßt beim Pfd. durch einen Schlitz die Zwischensehne des M. digasticus durchtreten (R. digastricus n. facialis).

4. Der M. ceratohyoideus ist vom Hyoglossus bedeckt und füllt als dünne Platte das Dreieck zwischen Cerato- und Thyreohyoid aus. Sein Ursprung ist am rostralen Rand des Thyreohyoids, sein Ansatz am kaudalen Rand des Ceratohyoids und Proximalende des Stylohyoids. Er hebt des Thyreohyoid an und zieht den Kehlkopf nach vorn und oben (N. glossopharyngeus).

5. Der M. hyoideus transversus ist durch einen schwachen Sehnenstreifen median mit der anderne Seite verbunden, quer von einem Ceratohyoid zum anderen. Er fehlt dem Flfr. und Sw. (N. glossopharyngeus).

6. Der M. hyoepiglotticus hält den Kehldeckel durch seinen Tonus außer beim Schlucken geöffnet (N. hypoglossus).

7. Der M. thyreohyoideus, stellt die Fortsetzung des M. sternothyreoideus dar (siehe unten).

8. Der M. occipitohyoideus verkehrt zwischen dem Proc. paracondylaris und dem kaudalen Ende des Stylohyoideums. Er senkt das rostrale Ende und damit den Zungengrund und Kehlkopf (R. digastricus n. facialis).

Die unteren oder langen Zungenbeinmuskeln stellen die Fortsetzung des des M. rectus abdominis dar. Es sind drei flache Muskelpaare an Trachea, Kehlkopf, bzw. Kehlgang. Innervation durch C1vm:

1. Der M. sternohyoideus entspringt am Manubrium sterni als flaches Muskelband median mit einem Bindegewebsstreifen, ist in Halsmitte beim Pfd. durch einen querlaufenden Sehnenstreifen unterbrochen und endet am Basihyoid.

175

2. Der M. sternothyreoideus entspringt mit Vorgenannten, seitlich davon, bedeckt Trachea ventral und lateral und zieht zur lateralen Seite des Schildknorpels. Er zieht den Kehlkopf nach unten. Seine rostrale Fortsetzung bildet der M. thyreohyoideus (Ansa cervicalis).

3. Der M. omohyoideus entspringt beim Sw. und Pfd. aus der Fascia subscapularis (Pfd. auch Querfts. 2.-4. Halswirbel), beim Wdk. in Höhe des 3. Halswirbels aus der Fascia prof. colli und beim Flfr. fehlt er. Teilweise er vom M. brachiocephalicus bedeckt, ist auch mit ihm verwachsen, kreuzt er die Trachea, schiebt sich zwischen V. jugularis und A. carotis comm. (craniales Halsdrittel) und inseriert dicht neben dem Sternohyoideus am Basihyoid, beim Sw. am Kehlkopfast. Sie ziehen alle drei den Kehlkopf nach kaudal und erweitern den Schlundkopf; passiv geschieht das auch durch Kopfstreckung. Hals und Luftröhre sind dann gespannt, Zungenbein und Kehlkopf brustwärts verlagert, und ein Schlucken ist fast unmöglich, da das Heben des Zungenbeins und Zungengrundes nicht mehr geht. Das sollte beim Schieben einer Nasenschlundsonde beachtet werden, sonst besteht Verschluckgefahr!

Zungeninnervation

Der N. lingualis (V3) versorgt die rostralen zwei Drittel der Zunge sensibel, die Chorda tympani (N. intermediofacialis) das gleiche Gebiet sensorisch. (bis Papilla valatae). Der N. glossopharyngeus innerviert die Zunge senibel/sensorisch bis zum Zungengrund, dort teilt er sich noch ein kleines Gebiet mit dem N. vagus. Der N. hypoglossus versorgt motorisch die Zunge mit allen vorgenannten Muskeln. Nervenschäden am Hypoglossus kommen gelegentlich durch zu starkes Zerren an der Zunge vor und führen zur Paralyse der Zunge. Der N. hypoglossus verläßt den Schädel durch den gleichnamigen Kanal, verläuft zwischen N. vagus und N. accessorius, die er kreuzt, er passiert dann den Abgang der A. maxillaris, schlägt sich um das Keratohyoid und erreicht den M. styloglossus und die Radix linguae und teilt sich in einen R. lingualis supf. und prof.. Ersterer ist schwächer und versorgt die Mm. stylo- und hyoglossus, der tiefe Ast versorgt die übrigen Muskeln.

Der N. lingualis kommt vom Ramus mandibulae innen am M.

mylohyoideus und teilt sich in einen R. sublingualis (Mundhöhlenboden) und einen R. lingualis (Zunge).

Für eine Leitungsanästhesie sind nur der N. lingualis und der N. hypoglossus von Bedeutung. Für den N. lingualis in Höhe des 2. Molaren die Kanüle kaudoventral 1 cm tief einstechen. Für den N. hypoglossus zwischen den Mm. styloglossus und -hyoglossus in eine Längsfurche in kaudoventraler Richtung 2-2 1/2 cm tief einstechen.

Gefäße

Bei Schockzuständen usw. ist die intravenöse linguale Injektion oft von Vorteil, denn die Äste der V. sublingualis, lingualis sind an der Unterseite deutlich sichtbar. Bei kollabierten Gefäßen ist sogar die intralinguale Injektion sehr rasch wirksam.

Lymphatische Einrichtungen

Im gesamten Mund-/Rachenbereich kommt in der Schleimhaut viel diffuses, lymphoretikuläres Gewebe vor. Stellweise ist es zu Einzellymphknötchen, Lymphfollikeln, organisiert: Noduli lymphatici solitarii. Es handelt sich postnatal praktisch immer um Sekundärknötchen mit einem Keimzentrum. Daneben kommen aber speziell im Kopfgebiet Schleimhautbälge, Folliculi tonsillares vor. Hier ist die Schleimhaut kryptenartig eingesenkt und das Epithel mit Lymphozyten durchsetzt. Wenn sich solche Bälge organartig zusammenlagern sprechen wir von Mandeln, Tonsillen, das ist lymphoretikuläres Gewebe in Form von Sekundärknötchen entweder unter platten Epithel oder in Krypten, bindegewebig abgekapselt mit Blutgefäßen, nur abführenden Lymphgefäßen und Drüsen in der Umgebung (muköse, gemischte). Aufgabe ist allgemein die Abwehr: Antigenkontakt, Phagozytose und Antikörperbildung. Von der Form her unterscheidet man Plattenmandeln (Balgfrei) und Balgmandeln, wobei bei beiden die Mandel frei als Beetmandel oder in einer Tasche als Grubenmandel vorkommen kann. Im Rachenraum haben wir eine sehr hohe Konzentration von solchen lymphatischen Einrichtungen, die von Waldeyer deshalb als lymphatischer Rachenring bezeichnet wurden. Dazu gehören neben diffusen Gewebe folgende Mandeln:

Tonsilla lingualis, beim Flfr.und kl. Wdk. nur diffuses lymphoret. Gewebe, Sw: einzelne Bälge und Papillae; Rd., Pfd.: gr. Bälge mit Fossulae tonsillares, die schon makroskopisch sichtbar sind.

Tonsilla palatina, Gaumenmandel, an der Seitenwand der Pars oralis pharyngis zwischen Gaumensegel und Zungengrund. Flfr.: Grubenmandel ohne Bälge in der Fossa tonsillaris; Sw., Rd.: Grubenmandel mit Bälgen walnußgroß mit 1-3 Fossulae tonsillares die in die verzweigten Sinus tonsillaris führen; kl. Wdk.: Beetmandel mit Bälgen, sonst wie Rd.; Pfd.: Beet mit Bälgen zwischen Plica glossoepiglottica und Basis des Kehldeckels, sowie im Arcus palatoglossus.

Tonsilla veli palatini, Gaumensegelmandel, an der Ventralfläche des Gaumensegels diffuses Gewebe (Flfr., Wdk.) oder als plattenartige Beetmandel mit Bälgen und Fossulae (Sw., Pfd.)

Tonsilla paraepiglottica, seitliche Kehldeckelmandel, in Form einzelner Bälge an der Kehldeckelbasis regelmäßig beim Wdk. und Sw. bei Flfr. inkonstant, fehlt dem Pfd..

Tonsilla pharyngea, Rachenmandel, am Dach der Pars nasalis pharyngis beim Flfr. und Pfd. zwischen den Tubenöffnungen als Beet mit oder ohne Bälgen, beim Wdk. und Sw. am Rachenseptum als Beetmandel ebenfalls mit oder ohne Bälgen.

Tonsilla tubaria, Tubenmandel, diffuses Gewebe beim Pfd., Beetmandel bei Sw. mit, bei Wdk. ohne Bälgen an der Innenseite des Ostium tubae auditivae.

4) Pharynx

Der Rachen, Schlundkopf, ist der trichterförmige Abschnitt des Kopfdarmes zwischen Mundhöhle und Speiseröhre bzw. zwischen Nasenhöhle und Kehlkopf. Er enthält das Cavum pharyngis. Das Dach wird durch das Rachengewölbe, Fornix pharyngis gebildet. Die knöcherne Grundlage ist die Schädelbasis mit dem Pflugscharbein, Keilbeinkörper und aufgelagert die Mm. rectus capitis ventralis et longus capitis. Beim Pfd. wird das Rachengewölbe von diesen Muskeln und dem Keilbein durch die

Luftsäcke abgedrängt. Die Seitenwände bilden die Zungenbeinäste, die Mm. pterygoidei und beim Pfd. auch die Luftsäcke. Der Boden wird vom Zungengrund und der Kehlkopfkrone bis zur Ringknorpelplatte gebildet. Durch den weichen Gaumen, Palatum molle, mit dem Arcus veli palatini und dem Arcus palatopharyngeus wird der Rachen in eine dorsale und ventrale Etage unterteilt. Verbunden sind beide durch das Ostium intrapharyngeum, das den Nasenrachen (Pars nasalis pharyngis oder Pars respiratoria) mit den Schlingrachen (Pars digestoria) verbindet. Letzterer besteht aus drei hintereinandergegliederten Abschnitten: dem Mundrachen (Pars oralis pharyngis), dem Kehlrachen (Pars laryngea pharyngis) und dem Schlundrachen (Pars oesophagea pharyngis).

Der Nasenrachen steht über die Choanen mit dem Ductus nasopharyngeus mit der Nasenhöhle und über das Ostium pharyngeum tubae auditivae mit der Paukenhöhle (Mittelohr), Cavum tympani, beim Pfd. auch mit dem Luftsack (Diverticulum tubae auditivae) in Verbindung. Von der Mundhöhle führt hinter dem letzten Backenzahn der Aditus pharyngis in den trichterförmigen Mundrachen. Das Dach ist die Ventralfläche des Gaumensegels, der Boden der Zungengrund. Die Seitenwände verengt sich am Arcus palatoglossus zur Rachenenge, Isthmus faucium und und weiten sich wieder bis zur Basis der Epiglottis. Dort beginnt der Kehlrachen, der bis zum Ende der Proc. corniculati der Aryknorpel reicht, also die Kehlkopfkrone mit dem Aditus laryngis umfaßt. Beiderseits um die Kehlkopfkrone liegt der Recessus piriformis als Flüssigkeitsweg. Hinter der Kehlkopfkrone beginnt der der Schlundrachen, Vestibulum oesophagi. Er läuft über die kaudalen Schlundkopfschnürern und reicht bis zum Ende dieser Muskeln. Dort markiert sich das Ende eventuell durch eine Schleimhautwulstung, das Limen pharyngooesophageum. Die Wand bildet innen kutane Schleimhaut, im Nasenrachen kommt auch respiratorische Schleimhaut, Gdl. pharyngeae und lymphoreticuläres Gewebe vor. Es folgt die Rachenfascie mit der dorsalen Rhaphe pharyngis, wo auch die Pharyngxmuskeln ansetzten, die in Schlundkopfschnürer und Schlundkopferweiterer eingeteilt werden können. Rostrale Schlundkopfschnürer (Mm. constrictores pharyngis rostrales) sind der M. palatopharyngeus und M. pterygopharyngeus, vom Rand des

Gaumen- und Flügelbeines, verbunden mit dem M. palatinus zum Rostral-rand des Schildknorpels und der Raphe. Mittlere Schlundkopfschnürer, (Mm. constrictores pharyngis medii) sind der M. stylopharyngeus rostralis (fehlt oft), von medial am rostralen Ende des Stylohyoids und der M. hyopharyngeus vom kaudalen Ende des Thyreohyoids zur Raphe. Kaudale Schlundkopfschnürer (Mm. constrictores pharyngis caudales) sind der M. thyreopharyngeus von der Linea obliqua der Schildknorpelplatte und der M. cricopharyngeus von der Lateralfläche der Cartilagines cricoideae zur Raphe. Erweiterer des Schlundkopfes ist der M. stylopharyngeus caudalis, der medial am kaudalen Drittels des Stylohyoids entspringt und rostro-ventral in die Seitenwand einstrahlt.

Vorn wird das Rachendach vom Gaumensegel, Velum palatinum, gebildet, das als Fortsetzung des harten Gaumens den weichen Gaumen darstellt. Beim Sw., Rd. und Sf. ist median eine Andeutung eines Zäpfchen (Uvula) gegeben. Das Pfd. besitzt ein sehr langes Gaumensegel und einen retrovelaren Kehldeckel, so daß es praktisch nicht durch die Mundhöhle atmen kann, denn in normaler Atmungsstellung liegt das Gaumensegel dem Zungengrund auf. In der Wand sind Drüsen und Muskeln eingelagert. Die innervation geschieht durch den N. glossopharyngeus.

1. Der M. palatinus kommt mit einer Aponeurose vom Choanenrand der Gaumenbeine und strahlt in den freien Rand des Gaumensegels ein. Verbunden ist er mit dem M. palatopharyngeus. Er verkürzt das Gaumen-segel. Eine Sondernbildung kann der auch bei Wdk. und Sw. auftretende M. uvulae sein.

2. Der M. tensor veli palatini entspringt am Processus muscularis der Pars tympanica der Felsenbeinpyramide und liegt der Tuba caudal an. Seine Sehne zieht von einem Schleimbeutel unterlagert am Hamulus pterygoideus nach medial und strahlt in die Aponeurose des Gaumensegels ein, das er auf diese Weise spannt.

3. Der M. levator veli palatini entspringt mit dem Tensor zusammen, unterkreuzt medial von ihm in der Seitenwand des Rachens den M.

pterygopharyngeus, tritt ins Gaumensegel und stößt mit der Gegenseite median zusammen. Er hebt das Gaumensegel.

5) Kehlkopf

Der Kehlkopf, Larynx, ist von Schleimhaut ausgekleidet und durch Bänder und Muskeln mit dem Zungenbein, der Trachea und dem Pharynx verbunden. Der Innenraum wird durch ein Skelett aus Knorpeln offengehalten. Die Kehlkopfknorpel, Cartilagines laryngis sind teilweise gelenkig miteinander verbunden und werden durch die Kehlkopfeigenmuskulatur bewegt. Der Schildknorpel umschließt außer dem Kehldeckel die anderen Knorpel von unten und seitlich. Er besteht aus einem Körper und den Seitenplatten, Laminae thyreoideae dextra/sinistra, durch die Linea obliqua in zwei Muskelansatzflächen unterteilt. Oben besitzen sie zwei oral und aboral herausragende Hörner, Cornua. Das aborale artikuliert mit dem Ringknorpel, das orale mit dem (fehlt dem Sw.) Kehlkopfast des Zungenbeins (Thyreohyoid). Oral liegt die Schildknorpelspalte, Fissura thyreoidea (fehlt dem Sw.), die außer beim Flfr. von Bandmassen überbrückt ist, so daß nur das Schildknorpelloch, Foramen thyreoideum, freibleibt für den N. laryngeus cran. (R. int). Der Körper (Corpus thyreoideum) besitzt bei Wdk. eine seichte Inc. thyreoidea oralis, bei Pfd. und Katze eine tiefe Incisura thyreoidea aboralis (wichtiger Zugang für die Kehlkopfpfeifferoperation). Die konvexe Außenfläche trägt bei Hd., Wdk., und Sw den Kehlkopfwulst, Protuberantia laryngica ventralis. Der Ringknorpel schließt sich aboral an, Form eines Siegelringes mit einer breiten Ringknorpelplatte, Lamina cartilagines cricoidea, die median einen Muskelkamm, Crista mediana und oral jederseits eine Facies articularis arytaenoidea trägt. Am Übergang zum Reif, Arcus cricoideus, liegt die Facies articularis thyreoidea (beim Wdk. ohne Gelenk).

Die Stellknorpel, Cartilagines arytaenoideae sind dreieckig, pyramidenförmig, deshalb auch als Gießkannenknorpel bezeichnet. Aboral der oberen Fläche der Basis liegt medial die Facies articularis cricoidea, an der unteren Ecke der Proc. vocalis, Stimmbandfortsatz (elastisch). Die obere orale Ecke, Apex, trägt die Spitzenknorpel/oder -fortsätze, Proc. corniculati, und beim Hund den elastischen Keilknorpel (Wrisberg-Knorpel), Cartilago cuneiformis. Lateral erhebt sich kammförmig der Proc. muscularis.

Der Kehldeckelknorpel im Kehldeckel besitzt basal einen Stiel, Petiolus epiglottidis, seine Unterfläche trägt einen Fettkörper und beim Pferd den Proc. cuneiformis.

Zwischen Ringknorpel und Trachea spannt sich das Lig. cricotracheale, ähnlich wie die Ligg. anularia zwischen den Trachealknorpeln. Zwischen Ringknorpel und Cornu aborale des Schildknorpels besteht ein Gelenk (außer Wdk.), Articulatio cricothyreoidea mit dem elastischen Lig. cricothyreoideum besonders von unten fixiert. Beim Pfd. wird diese zur breiten Membrana cricothyreoidea, die die Inc. aboralis verschließt (Öffnung bei Exstirpation der Stimmtasche nach Günther-William). Seitliche Abspaltungen zum Stimmband bilden die Membrana fibroelastica laryngis, die dem Conus elasticus des Menschen entsprechen. Zwischen Ring- und Stellknorpeln liegt die Art. cricoarytaenoidea mit dem basomedialen Lig. cricoarytaenoideum. Seitenbänder fehlen, so daß das Gelenk Bewegungen in drei Ebene ausführen kann: Kippung, Gleit- und Drehbewegungen. Beim Sw. ist die Drehung durch die Spitzenknorpel eingeschränkt. Untereinander sind die Stellknorpel durch das Lig. arytaenoideum transversum verbunden. Schildknorpel und Zungenbein sind in der Art. thyreohyoidea (beim Flfr. nur eine Synchondrose und beim Sw. nur seitlich angelagert) verbunden. Zwischen dem Thyreohyoid und dem Laminae thyreoideae liegt außerdem die Membrana thyreoidea. Kehldeckel und Schildknorpel sind durch das Lig. thyreoepiglotticum verbunden und Kehldeckel und Zungenbein durch das Lig. hyoepiglotticum mit dem gleichnamigen Muskel. Wichtig sind die unteren Stellknorpelbänder. Das (Taschen-) Vorhofsband, Lig. vestibulare (ventriculare) fehlt der Katze und ist beim Wdk. nur angedeutet. Diese besitzen deshalb keine seitliche Kehlkopftasche. Beim Hd. liegt diese zwischen Keilknorpeln und Schildknorpel, beim Sw. ohne Beziehung zur Vorhofsfalte zwischen Proc. corniculatus und Kehldeckel und beim Pfd. zwischen Proc. cuneiformis und Lateralfläche der Stellknorpel ausgespannt. Das elastische Stimmband spannt sich unterschiedlich gestellt zwischen Schildknorpelkörper und Proc. vocalis des Stellknorpels aus, Lig. thyreoarytaenoideum. Beim Sw. ist es in einen oralen und einen aboralen Schenkel geteilt.

Kehlkopfmuskeln
1. Der M. cricothyreoideus geht von der Basalfläche des Ringknorpelreifs zum Kaudalrand des Schildknorpels und Cornu aborale. Er zieht den Reif nach vorn, die Platte nach hinten und spannt so die Stimmfalten (N. laryngeus cran.).

2. Der M. cricoarytaenoideus dorsalis zieht von der Ringknorpelplatte, rostrolateral zum Proc. muscularis der Aryknorpel. Er ist der einzige Stimmritzenerweiterer, durch Verlagerung der Proc. vocales nach oben seitlich. Wie alle übrigen Muskeln wird er vom N. laryngeus caud. versorgt.

3. Der M. cricoarytaenoideus lateralis geht vom Ringknorpelreif zwischen Schildknorpelplatte und Membrana fibroelastica zum Muskelkamm des Aryknorpels. Er zieht die Muskelfortsätze nach basolateral und verengt damit die Stimmritze.

4. Der M. arytaenoideus transversus zieht auf den Stellknorpeln zwischen den Muskelkämmen mit einer Zwischensehne und nähert die Aryknorpel.

5. Der **M. thyreoarytaenoideus** ist bei Hd. und Pfd. zweigliedrig: oral der M. ventricularis, aboral der M. vocalis. Sonst geht er einheitlich vom Muskel- und Stimmfortsatz der Ary- zum Schildknorpel oder auch zur Epiglottis (Ktz., Wdk.). Er ist der Stimmmuskel.

6. Der M. hyoepiglotticus zieht vom Kehldeckel zum Basihyoid und hält den Kehldeckel offen.

Die Muskel spannen nur die Stimmbänder und verengen die Stimmritze, allein der M. vocalis stellt Spannung und Dicke der Stimmfalte ein und bestimmt damit die Schwingung. Bei der Kontraktion sind die Enden fixiert, so daß Spannung und Dicke, aber nicht die Länge verändert wird. Der Kehlkopf steht dabei bei den Hsgt. unter dem Ductus nasopharyngeus.

Das Gaumensegel vor der Epiglottis, Atmungsluft streicht direkt vom Nasenrachen ein. Bei Rennpferden kann bei plötzlicher Kontraktion der Mm. sternohyoidei/thyreoidei die Kehlkopfkrone in den Oropharynx disloziert, das Gaumensegel in den Kehlkopf, hinter die Epiglottis "verschluckt" werden: -Choking-Up-Syndrom, was zum Ersticken führt. Beim Menschen ist der Kehlkopf dagegen vom Gaumen weg abgeknickt und in die Tiefe verlagert. Der Exspirationsstrom wird dadurch gegen den Gaumen gelenkt und dient der Sprachbildung.

Die Kehlkopfhöhle, Cavum laryngis

Der Innenraum wird von kutaner (Vorhof) bzw. respiratorischer Schleimhaut ausgekleidet. In der Submucosa kommen seröse und muköse Drüsen vor. Auf der Epiglottis, seltener können sogar noch Geschmacksknospen und lymphoretikuläres Gewebe vorkommen, Noduli laryngei (Pfd.). Beim Rd. kommt häufiger eine Tonsilla epiglottica und paraepiglottica (Vollmerhaus), die früher bei der Tuberculose Bedeutung hatten, vor.

Die Kehlkopfkrone ragt in den Rachen vor, flankiert von den Recc. piriformes. Sie bildet mit den Kehldeckel, den Gießkannenknorpeln und der zwischenliegenden Schleimhautfalte, Plica aryepiglottica (bei der Katze Plica cricoepiglottica) den Aditus laryngis. Er ist der Zugang zunächst in den Kehlkopfsvorhof, Vestibulum laryngis. An der Basis der Epiglottis buchtet sich bei Sw. und Pfd. die mittlere Kehlkopftasche, Recessus laryngis medianus aus. Der Vorhof reicht bis zur Vorhofsfalte und der dadurch gebildeten Vorhofsenge (Ritze), Rima vestibuli. Es schließt sich der mittlere Kehlkopfraum, Glottis (Cavum laryngis intermedium) an, der bis zu den Stimmlippen reicht. Bei Ktz., Wdk. und Sw. liegt hier nur eine flache Mulde, Recessus (Fossa) laryngis lateralis. Bei Hd. und Pfd. die seitliche Kehlkopftsche, Ventriculus laryngis (lateralis, Morgagni). Beim Sw. liegt diese weiter aboral zwischen den geteilten Stimmmuskel. Zwischen den Stimmfalten liegt die engste Stelle im Kehlkopf, die Stimmritze, Rima glottidis, mit einem basalen Abschnitt zwischen den Stimmbändern, Pars intermembranacea, –die echte Stimmritze, Rima vocalis, und dem oberen Abschnitt zwischen den Knorpeln, Pars intercartilaginea,- Atmungsritze, Rima respiratoria, bezeichnet. Aboral schließt sich der wieder weitere Raum des

Cavum infraglotticum an (Cavum laryngis aborale). Da bei Pfd. und Sw. die Stimmfalten weit vorragen, können sie bei der Intubation verletzt werden. Kehlkopfpfeiffer haben Entzündungen der Schleimhaut oder eine Lähmung des linken Stimmmuskels (N. laryngeus recurrens sinister).

6) Leitungsstrukturen

a) Innervation der Schleimhäute

1. Der N. frontalis (V^1) gibt beim Pfd. den N. sinuum frontalium an die Stirnhöhlenschleimhaut ab.

2. Der N. nasociliaris (V^1) teilt sich in den N. ethmoidalis und N. infratrochlearis auf. Der N. ethmoidalis versorgt die Riechschleimhaut sensibel durch einen R. nasalis lat. und med.. Der lat. zur dorsalen Nasenmuschel, der med. zur Nasenscheidewand und beim Flfr. auch an die Haut des Nasenspiegels und Nasenknorpels. Der N. infratrochlearis vorsorgt den vorderen Teil der Stirnhöhle, zieht als schwacher Ast zum medialen Augenwinkel und gibt Äste an die Bindehaut, die Tränenkarunkel und die Nickhaut und Nickhautdrüse. Beim Pferd verläßt er die Augenhöhle an der Incisura infratrochlearis und verzweigt sich in der Haut des medialen Augenwinkels und am Nasenrücken. Beim kl. Wdk. auch einen Ast an die Haut des Hornzapfens.

3. Der N. pterygopalatinus (V^2) gibt den N. nasalis caudalis durch das Foramen pterygopalatinum in die Nasenhöhle, teilt sich in lat. und med. Ast und versorgt die Schleimhaut. Der Ramus med. zieht dabei bis ans Septum und mit einem Ramus vomeronasalis auch an das Jacobsonsche Organ. Durch die Gaumenspalte versorgt er auch einen kleinen Schleimhautbezirk hinter den Oberkieferschneidezähnen. Der Ramus lat. versorgt die ventrale Nasenmuschel. Der N. palatinus major tritt als mittlerer Ast des pterygopalatinus in das Foramen palatinum caudale und durchzieht mit der A. palatina major den Gaumenkanal und innerviert die Schleimhaut des harten Gaumens. Er umspinnt dabei die Arterie. Der aus mehreren Ästen bestehende N. palatinus minor zieht rostroventral mit der A. palatina minor zum Gaumensegel und innerviert die Schleimhaut.

4. N. infraorbitalis (V^2) versorgt mit Rr. nasales intt. die Schleimhaut des Nasenloches und Naseneinganges und mit R. labiales maxillares die Oberlippe.

5. N. buccalis (V^3) zieht zwischen M. pterygoideus lat. und M. temporalis zum Tuber maxillare in die Backengegend und tritt am Unterrand des M. depressor labii mandibularis in die Backenschleimhaut, die er sensibel innerviert. Mit den vegetativen Fasern des Ggl. oticum versorgt er auch die Drüsen dieser Region. Beim Rd. gibt der buccalis einen R. parotideus am Rand des Masseters ab.

6. N. auriculotemporalis (V^3) versorgt mit dem N. meatus acustici ext. für den Gehörgang, mit dem R. tympani das Str. cutaneum des Trommelfells.

7. N. alveolaris mandibularis versorgt mit dem N. mentalis die Schleimhaut der Unterlippe.

8. N. lingualis (V^3) verläuft lateral vom Stylohyoid, tritt dann an den M. mylohyoideus und gibt den R. supf. oder N. sublingualis und den R. prof. oder lingualis propr. ab. Zarte R. isthmi faucium gehen vorher an die Schleimhaut des Gaumensegels und des Arcus palatoglossus. Der N. sublingualis liegt zwischen Zungenseite und styloglossus, begleitet vom Dct. mandibularis und medial von der Gdl. sublingualis polystomatica, an die er auch Äste abgibt. Der stärkere N. lingualis propr. läuft zwischen den Mm. stylo- und genioglossus und versorgt die Zungenschleimhaut. Durch Zutritt der Chorda tympani und Fasern vom Ggl. geniculi werden auch sensorische und vegetative Fasern zugeführt. Die Chorda tritt aus der Fiss. petrotympanica und innerviert die Geschmackspapillen. Parasympathische Fasern entstammen dem Nuc. dors. facialis durch Ggl geniculi. Das Ggl. mandibulare liegt medial von der Gdl. sublingualis polystomatica am unteren Rand des N. lingualis. Über die Chorda und Plexus caroticus erhält es vegetative Fasern für die Sublingualis und mandibularis, sowie Gefäße der Zunge und der Schleimhaut des Mundhöhlenbodens.

b) Vagusgruppe der Gehirnnerven

N. glossopharyngeus (IX.)

führt sensible, motorische und parasympathische Fasern. Motorische aus dem Nuc. ambiguus, parasympathische aus dem Nuc. salivatorius. Er durchbohrt neben dem Vagus die Dura und verläßt den Schädel durch das For. jugulare (Flfr., Wdk.) bzw. lacerum caud. (Sw., Pfd.). Hier liegt auch das Ggl. distale, petrosum n. glossopharygei (bei Pfd, Hd mit dem prox. verschmolzen). Von dort zieht der dünne N. tympanicus durch eine enge Spalte in die Paukenhöhle, gibt Äste an den N. petrosus major ab und wird dann zum N. petrosus minor, der mit Facialisästen und dem N. caroticus int. den Plexus tympanicus bildet. Ein Ramus tubarius geht zum Dct. pharyngotympanicus. Der N. petrosus minor zieht zum Ggl. oticum. N. tympanicus und petrosus minor bilden so die Jacobsonsche Schlinge, eine direkte Verbindung des Ggl. dist. mit dem Ggl. oticum. Dem N. glosso-pharyngeus werden durch den grauen N. jugularis auch postggl. Sympathicusfasern aus dem Ggl. cervicale cran. zugeleitet. Der fortlaufende Ast zieht mit Vagus und Hypoglossus caudoventral vom Zungenbeinast an der Hinterwand des Luftsackes beim Pfd. rostroventralwärts. Er teilt sich dann in den Ramus pharyngeus und Ramus lingualis und Ramus sinus carotici zum Sinus und Glomus caroticus. Ein Ramus stylopharyngeus caudalis versorgt den gleichnamigen Muskel. Der Ramus lingualis gibt auch Fasern nach dorsal zur Gaumensegelschleimhaut ab (wahrscheinlich auch motorische Versorgung des M. tensor und levatior veli palatini) und Äste an die Tonsillen und Zungenpapillen. Vor der Aufgablung liegt bei Rd. und Sf. ein Ggl. lateropharyngeum. So versorgt er also die Zunge senibel/senorisch im hinteren Drittel. Der R. pharyngeus rostr. versorgt motorisch die mittleren Schlundkopfschnürer.

N. vagus (X)

Hat durch seinen Ramus visceralis das ausgedehnteste Innervationsgebiet. Kann aber nicht einfach mit dem Parasympathicus gleichgesetzt werden. Er führt auch motorische und sensible Qualitäten. Die sensible Wurzel liegt eng am N. glossopharyngeus im Ggl. prox. s. jugulare und Ggl. distale s. nodosum. Während Ersteres einem Spinalggl. entspricht kommen im Letzteren auch multipolare vegetative Zellen vor. Afferenzen gehen zum Nuc. terminalis alae cinerae und Nuc. tractus solitarii und Nuc. tractus spinalis n. trigemini. Motorische Fasern stammen aus dem Nuc. ambiguus und den Radices cran. accessorii. Parasympathische Fasern stammen aus dem Nuc. parasympathicus n. IX et X. Der Kopfteil, Pars cranialis geht bis zum larygneus cran.. Am Austritt durch das For. lacerum bzw. jugulare ist er mit dem N. glossopharyngeus kaum trennbar verbunden. Vom Ggl. prox. gehen rückläufige Rr. meningei zu den Hirnhäuten und Rr. auriculares zum Facialiskanal. Faseraustausch findet auch mit dem N. glossopharyngeus und N. jugularis statt.

Beim Flfr. geht der Vagus dann in das deutliche Ggl. nodosum über, das bei Pfd. und Wdk. undeutlich hinter dem Ggl. cervicale cran. liegt. Rami pharyngei laufen rostroventral zum Rachen und verbinden sich mit dem N. hypoglossus zur Versorgung der Mm. constrictores pharyngis mit motorischen und der Schleimhaut mit sensiblen Fasern. Weitere Verbindungen gibt es auch mit Fasern des N. glossopharyngeus und N. accessorius zum Plexus pharyngeus. Von diesen gehen Rami oesophagei ans Vestibulum oesophageum und an die Mm. crico- und thyreopharyngei.

Der Halsteil beginnt dist. des Ggl. nodosum am Abgang des N. laryngeus cran., der fortlaufende Stamm vereinigt sich mit dem Symphaticus zum Truncus vagosympathicus und zieht dorsomedial der A. carotis comm. in die Brusthöhle. Der N. laryngeus cran. erhält Sympathicusfasern und teilt sich in einen Ramus ext., der M. cricothyreoideus versorgt und an der Schilddrüse endet. Der Ramus int. zieht durch die Fissura thyreoidea in das Kehlkopfinnere und versorgt die Schleimhaut sensibel zusammen mit dem N. laryngeus caudalis. Er führt auch Geschmacksfasern zum Kehlkopf.

N. accessorius (XI)

Der N. accessorius stellt den motorischen Hauptast des Vagus dar und versorgt die Abkömmlinge der Kiemenbogenmuskulatur wie den M. sternocleidomastoideus und den M. trapezius. Der Ursprungskern liegt hinter dem Vagus bis ins Halsmark (Nuc. motorius rad. cran. et spinalis (bis C7). Die Radices spinales vereinigen sich zu einem Strang der durch das Foramen occipitale magnum wieder in den Schädel tritt und sich mit dem R. cranialis vereinigt. Beide verlassen die Schädelhöhle durch das For. lacerum bzw. jugulare. Austausch von Fasern mit dem N. glosso-pharyngeus, dem N. hypoglossus, dem Ggl cervicale cran. und dem Plexus pharyngeus. In der Flügelgrube des Atlas teilt sich der R. ext. in einen R.

dorsalis und ventralis. Der dorsale zieht zwischen den M. brachiocephalicus und M. splenius kaudodorsal und versorgt die Mm. cleidocephalicus und trapezius und -omotransversus. Der ventrale versorgt den M. sternocephalicus beim Pfd. und wahrscheinlich auch die Mm. splenius und serratus ventralis. Er bezieht dabei auch Fasern der Halsnerven.

N. hypoglossus (XII)

stellt einen cranial verlagerten Spinalnerven dar. Er ist durch die Ansa cervicalis mit dem Plexus cervicalis ventralis der Halsnerven verbunden und innerviert die Zungenmuskulatur. Er kreuzt die A. carotis ext. lateral und zieht am Truncus linguofacialis zur Zungenwurzel.

1. Studiere auf der Medialseite alle Kopfhöhlen und ihre obengenannten Strukturen.

2. Entferne die Luftsackschleimhaut, die Mm. longus colli et capitis und die langen Zungenbeinmuskeln.

3 Löse vom Hals her den Geschlingestrang mit Trachea, Oesophagus und Leitungsstrukturen von den medialen Kau- und Zungenbeinmuskeln bis vor den Kehlkopf und klappe diesen um.

4. Präpariere in dieser Schicht die Hauptgefäße und die Vagusgruppe der Gehirnnerven.

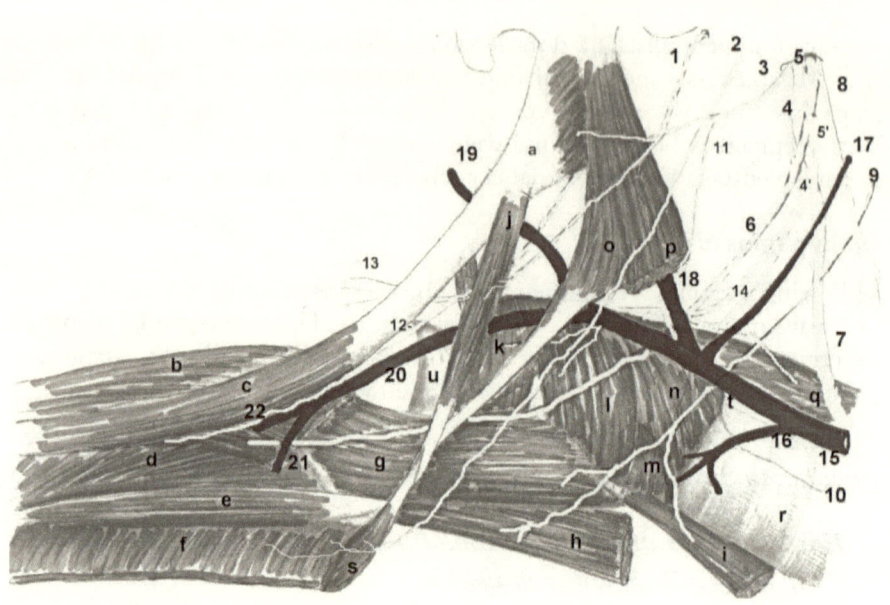

Die Vagusgruppe der Gehirnnerven beim Pferd: a Stylohyoid, b M. palato- et pterygopharyngeus, c M. styloglossus, d M. hyoglossus, e M. geniohyoi-deus, f M. mylohyoideus, g M. thyreohyoideus, h M. sternohyoideus, i M. sternothyreoideus, j M. stylohyoideus, k M. hyopharyngeus, l M. thyreopharyngeus, m M. cricothyreoideus, n M. cricopharyngeus, o venter caudalis m. digastrici, p M. occipitomandibularis, q Oesophagus, r Trachea, s venter rostrale m. digastrici, t Lig. tracheale, u Epiglottis; 1 R. digastricus (VII), 2 N. mylohyoideus (V^3), 3 N. glosso-pharyngeus, 4 N. caroticus int., 4' Ggl.cervicale cran., 5 N. vagus, 5' Ggl. nodosum, 6 N. hypoglossus, 7 Tr. vagosympathicus, 8 N. accessorius, 9 Cv1, 10 N. laryngeus caud., 11 R. sinus carotici, 12 R. lingualis, 13 Rr. pharnygei, 14 N. laryngeus cran., 15 A. carotis com., 16 A. thyreoidea cran., 17 A. occipitalis, 18 A. carotis int., 19 A. maxillaris, 20 Tr. linguofacialis, 21 A. facialis, 22 A/N. lingualis.

Literaturverzeichnis

Baumel, J.J., A. S. King, A. M. Lucas, J. E. Breazile, and H. E. Evans: Nomina Anatomica Avium. Academic Press, London, New York,   1979

Budras, K.-D.: Anleitung zur Ganztierärparation des Hundes. Institutsauflage Berlin 1973

Donat, K.: Anmerkungen zur Medizinischen Terminologie. Institutsauflage Berlin 1984

Donat, K.: Kurze Anleitung zur Durchführung der Exenterierübungen. Institutsauflage Berlin 1981

Ellenberger, W. und H. Baum: Handbuch der vergleichenden Anatomie der Haustiere, 18. Auflage, Springer, Berlin 1943

Knospe, C.: Kompaktatlas der Haustiermorphologie. CS-Verlag 2013

Knospe, C.: Studienführer Tieranatomie. CS-Verlag 2013

Künzel, E. und G. Luckhaus: Zur Topographie des Hundeskopfes: Die peri- und paravisceralen Bindegewebsräume. Berliner und Münchner Tierärztliche Wochenschrift 77 (7), 138-142 1964.

Nitschke, T.: Anleitung zur Ganztierpräparation von Rind und Pferd. Institutsauflage 1974

Nomina Anatomica Veterinaria published by the Editorial Committee of the W.A.V.A. Hannover, Columbia, Gent, Sapporo, 2005

Preuß, F.: Präparieranleitung. Selbstverlag Berlin 1957

Preuß, F.: Exenterieranleitung. Verlag Paul Parey 1960

Preuß, F.: Anleitung zur topographischen Ganztierpräparation des Hundes. Selbstverlag Berlin 1967

Preuß, F. und K. Donat: Anleitung zur Ganztierpräaration des Huhnes. 1. Institutsauflage 1965

Preuß, F. und E. Henschel: Praktikum der angewandten Veterinäranatomie. Teil I Fleischfresser, Schwein, Geflügel. Institutsauflage Berlin 1968

Preuß, F. und E. Henschel: Praktikum der angewandten Veterinäranatomie. Teil II: Wiederkäuer. Institutsauflage Berlin 1974

Zietzschmann, O. und R. Nickel: Anleitung zum Präparieren. Verlag M. und H. Schaper, Hannover 1946

Stichwortverzeichnis

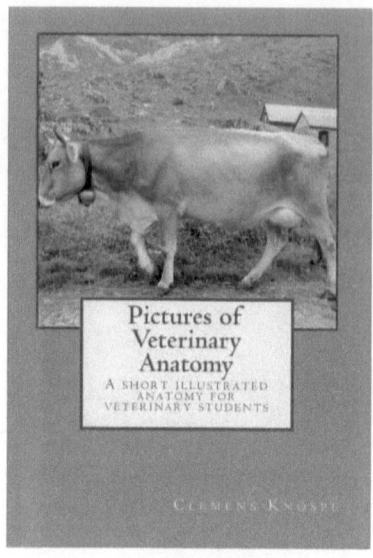 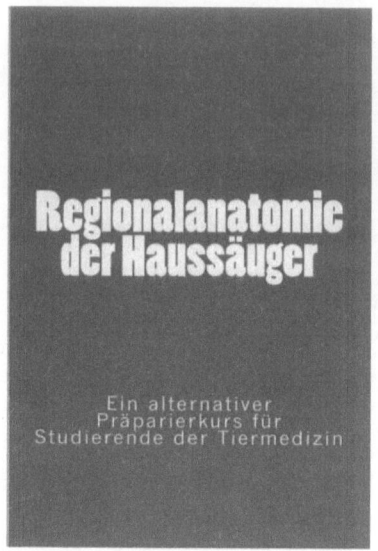

Beschriftete Fotos und Schemata zur Systematik bzw. zur Regionalanatomie ergänzen ganz hervorragend den Studienführer Tieranatomie. Der Kompaktatlas enthält zusätzlich die wichtigsten Abbildungen zur Histologie und Embryologie der Haustiere.

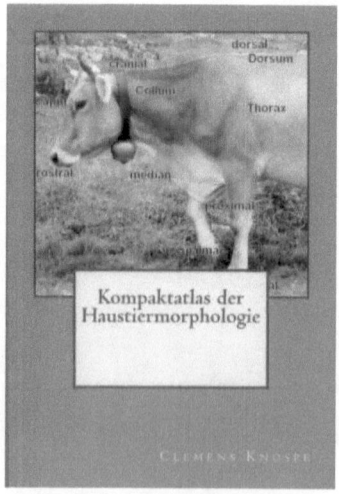

Der Autor ist Prof. für Veterinär- Anatomie, -Histologie,

und - Embryologie an der LMU München

www.ingramcontent.com/pod-product-compliance
Lightning Source LLC
Chambersburg PA
CBHW032004170526
45157CB00002B/533